# 危機の時代の精神医療

## 変革の思想と実践

●

*Shunsuke Takagi*

高木俊介

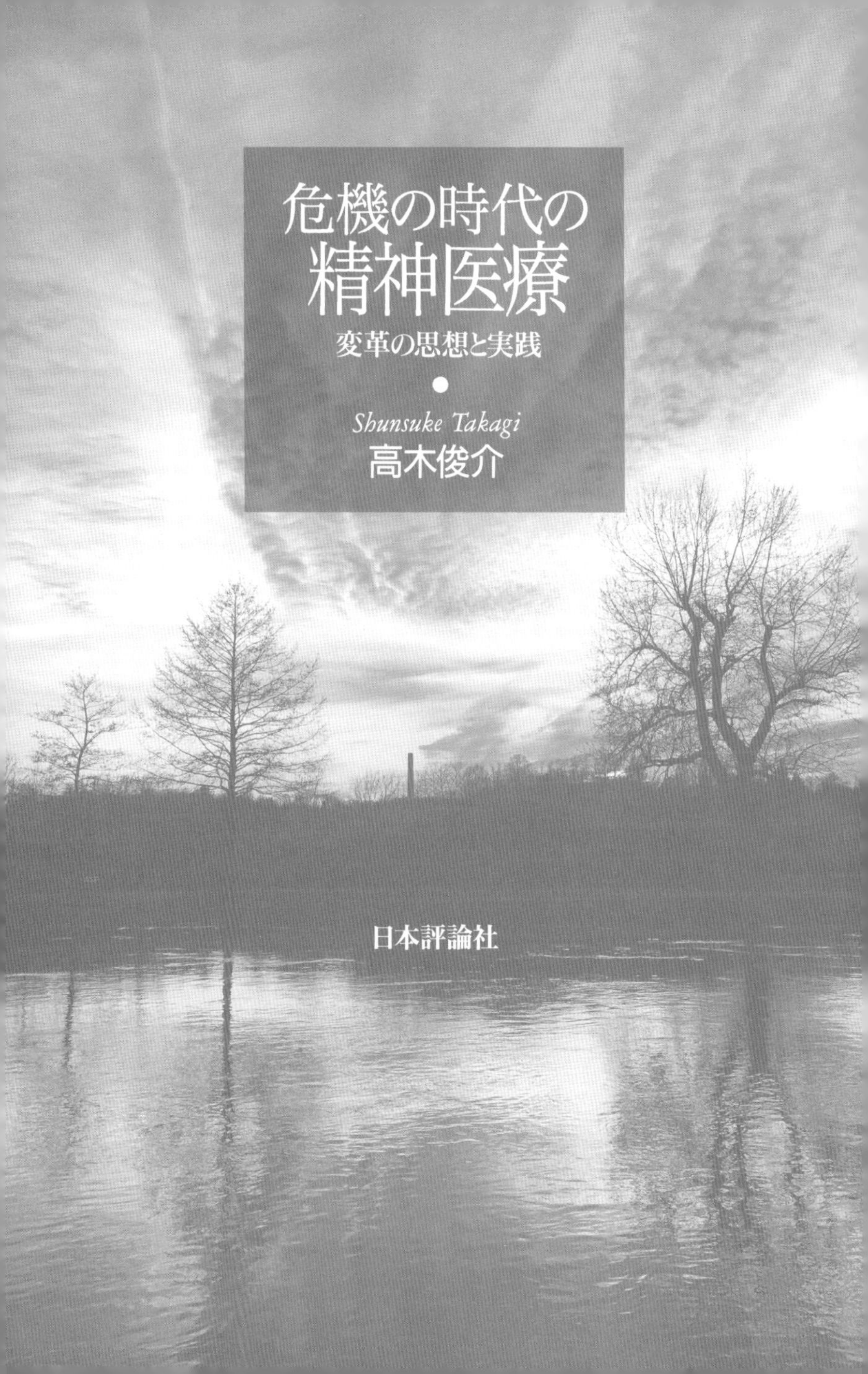

日本評論社

人道主義が最後の勝利を占めるというのは
真実であろうと思う。
ただ私は同時に世界は一個の大きな病院となり、
各人はお互いに他人の人道上の看護人となり
終わるのではあるまいかと、怖れているのだ。

――ゲーテ『イタリア紀行』――

●刊行に寄せて

# マンモスを飼う男
## ――高木俊介と私・それぞれの歩み

横田　泉

### 畳の上のマンモス

　高木俊介との出会いは、京大精神科評議会時代にさかのぼる。一九八三年、同期で京大精神科評議会に入会したのである。当時、京大精神科は医局講座制が精神医療を歪める一因であるとして、教授を頂点とする大学医局制ではなく、何かを決定するときには教授にも研修医にも同等な権利を与える「評議会」制度を採用していた。高木は当時、長男もいる所帯持ちで研修もそこそこに生活費稼ぎに忙しくしていた。それでもことあるごとに、精神医療の現状とあるべき姿について、私たちは若者らしく（?）熱く語り合った。高木は寺の境内に建てられた木造の一軒家を借りていて、時々遊びに行かせてもらってもいた。風通しのよい広い畳間があり快適だった。そのためか、ある時泊めてもらった私は一二時間ぐらいそこで爆睡したらしい。死んでいないかと何度か確かめに来てくれたそうだ。

　いつかは忘れたが数年たったある時、私の夢にその畳間が出てきた。出迎えてくれた彼は私を畳間に案内しながらこう言った。「おお、横田。俺今、マンモス飼《こ》うてんねん」。見ると猫ほどの大きさのマンモスが畳の上を歩いているではないか。長い鼻、立派な牙、どこから見てもマンモスであるが、あまりにも小さい。そして全く威厳がなく、畳間をちょこちょこと走り回るのである。そうか、高木はマンモスを飼い始めたのかと妙に感心した。今から思えば、私の潜在意識はなかなかいいセンスをしていたことになる。

## 精神医療から受けた私自身のトラウマ

その後、二人は大阪府下の同じ精神病院に勤務することになる。大学病院も矛盾だらけ、問題だらけであったが、当時進歩的・開放的と言われていた二人の職場は、輪をかけてすさまじい場所であった。詳しいことは二人の著書のいろいろなところに登場するので読んでみてもらいたいが、どう言い訳しても「収容所」を超えるものではなかったのである。(ただし、「進歩的」といわれるに値する情熱と実践があったことは紛れもない事実で、院長も先輩も尊敬に値する方々であった。真摯な姿勢から私たちは多くのことを学ぶことができた。)

カルテを読むと、大半の患者さんが強制的に連れてこられて入院していた。しかもいったん入院すると家族は退院を受けいれず、長期間入院を余儀なくされている人が多くいた。赴任した直後に、ベテラン職員から、Aさんは一〇年、Bさんは一五年……と患者さんのプロフィールとともに入院期間を教えられた。

狭い空間、少ない職員、社会の常識とはかけ離れた生活リズム(夕食は五時、就寝は九時)。病棟では、詰込みの弊害ともいえる些細な理由での患者間の喧嘩が絶えなかった。私は毎日のように起こるトラブルを「制圧」した。大量の薬や注射を処方して鎮静し、攻撃的になった人を隔離拘束する。そういう力ずくの制圧は望ましいことではないとわかってはいたが、ほかにどんな方法があるというのか。致し方ないと途方に暮れながらも自分を正当化する日々であった。

「往診」という仕事があった。家で興奮を繰り返したり、近所とトラブルを起こしている患者さん宅に救急車で行き、病院に連れてきて入院させるのである。経験も浅いうちから高木も私もこの仕事に携わった。できて一人前という暗黙のプレッシャーがあった。もちろん、説得には時間をかけるが、いきなり来た初対面の人に今から病院と言われて納得する人がいるわけがない。よくて暴れずに車に乗ってくれるのが関の山であり、力ずくで来てもらうことがほとんどであった。もちろん、こういう「すさんだ」仕事ばかりではなく、患者さんと心が通じる体験、宝物のような貴重な経験もたくさんあったが、自分で納得できていないことをしているという負い目は私の精神を無意識に痛めつけていた。当時は強い否認のメカニズムが働いたのだと思うが、精神医療から受ける自身のトラウマを正視することができなかった。今ならわかる。だけど、気づくのには気の遠くなるような長い時間が必要であった。それは高木も同じだったのではないだろうか。

## それぞれの「精神医療と暴力」

二〇一六年七月に起こった神奈川県相模原市の重度障害者施設「津久井やまゆり園」の入所

者殺傷事件に私は強い衝撃を受けた。犯人は、数年間にわたりやまゆり園で働き、入所者の介護にあたってきた職員であった。なぜ職員が殺意を持つほどの憎悪を入所者に向けなければならないのか。自分にひきつければ、私が勤務する病院で職員が入院患者に殺意を抱くことと同じである。黙認すれば、そういう事態になることもあり得ないことではない。そのような恐怖と不安が私をとらえていた。事件を繰り返し考える中から、精神病院と障害者施設に共通する「収容所としての構造＝収容所性」に考えが至り、二〇一七年に「相模原事件について精神科医療の現場から考える」（『統合失調症のひろば』９号）、二〇一八年に「精神科医療と暴力」（『急性期治療を再考する』）を書いた（いずれも拙著『精神医療のゆらぎとひらめき』に所収）。前者では、自らがかかわった強制入院・麻酔薬を注射して入院させるイソミタール入院・そのことが私自身に与えていたトラウマ・そこから手探りで出てきた歩みを書いた。後者では、収容所としての精神科病院の成り立ちと現場で起こる様々な暴力の構造と、脱却への私なりの方向性を検討した。二〇二〇年、高木は「精神医療と暴力」（『統合失調症のひろば』16～17号）を書いた。

　奇しくも同時期に、私たちはともに自らの負の歴史を振り返り記述した。私は平均的な民間精神病院、彼は日本で初めてのＡＣＴとフィールドは異なるが、格闘してきた相手は同じだったに違いない。この時期にそろってほぼ同じタイトルの文章を書いたのは偶然ではなかった。詳しくは、それぞれの文章をご覧いただきたいが、少しだけ引用紹介しておきたい。

私が書いたもの。

「私がイソミタール入院をしたのは、この時が最初で最後です。『これでよかった』『仕方なかった』と自分を捻じ曲げて正当化しようとする心の動きとなんとか格闘しながら、私はイソミタール入院、ひいては精神科の入院についてこだわって考えました。」「激しい暴力など緊急性の高い場合や、家族の話から『空振り往診』が難しそうな場合には、初回往診で病院に来ていただくこともありました。ただしその場合でもイソミタールは使わず、抵抗がある場合には、複数のスタッフで誘導したり、体を抱えて車に乗ってもらいました。その場合、私が先頭に立って体を使うことを自分に課していました。イソミタールで眠らせて入院するよりは、体を張って入院してもらう方が、まだしもこちらの意気込みが伝わると思ったからです。」「たくさんの過ちを犯し、患者さんや周囲の人を助ける立場であるはずなのに、逆の結果になったことに対する後悔の念を持つことが少なくありません。気づくのが遅いといわれるかもしれませんが、試行錯誤の末『患者さんの利益になること以外の目的で医療をしない』というごく自然のことに気が付くようになり、今はこのことを絶えず自分と周囲に問いかけながら仕事を続けています。」

高木の書いたもの。

「かつての私が精神病院における暴力の連鎖の中でどうだったかについては、苦汁を伴ってしか回顧できない。もちろん、この歪んだ精神医療の現実を何とか改革していきたいという気持ちは、曲がりなりにも持ち続けてきた。その一つとして私が考えてきたことは、病院臨床の中で看護師に暴力を振るわせてしまう場面は作ってはいけないということである。そして、そのためには医師が看護師を暴力の盾にしてはいけないということだった。振り返ってみると、臆病な自分がやれていなかったことのほうが多いと思うが、患者からの暴力に対しては看護師よりも自分が表に立つことを心がけた。」「治療という正当な『力』を行使しているつもりが、それは自分の力ではなく、病院というシステムの中にある力で、その力に自分自身が振り回されていたのだ。力を操るという自分の意気込みは全て病院の力であり、自分は精神病院という『全制的施設』が振るう力の操り人形にすぎなかったのだと気づいたのである。」

私たちが受けたダメージ、その由来、その否認、そこから脱するプロセス、正視できるようになるまでの長い期間、熱意が災いしての気負い……。二人が共通してこうむった、精神病院という「全制的施設が振るう暴力」の圧力を読み取ってもらえるだろうか。

高木は「精神医療と暴力」を当事者が書いた一文で締めくくっている。私たちのことを的確に射抜いた一文である。「だが、急性期治療によってダメージを受けるのは患者だけではないのかもしれない。直接手を下している医師や看護師もこのような行為を平然と行うようになるまでに、自らの『心の生ぶ毛』を随分とすり減らしているのではないだろうか。」遅ればせながら私たちは、自分の心の生ぶ毛が擦り切れていること、そのようにさせてしまう精神医療権力のパワーに気づくようになった。そして、微力ではあるが、それぞれの場所で戦ってきた。戦いはこれからも続く。

高木は、「私はこの巻頭言を読んだ時に、頭を垂れざるを得なかった。このように言ってくれる、本当に治療を必要としている人たちのおかげで私たちの日常は支えられているのだ。それに応えていかねばならない。」と述べている。まったく同感である。毎日戦うということは、この覚悟をもって臨床をつづけることだ。

## 「脱獄王」ヨシオさん

私たちは、それぞれのダメージを抱えながらもなんとか生き延びて精神医療の道を歩き続けている。前節では、二人のダークな側面を書いた。これだけ読むと、どれだけひどい医療者だったんだと思われるだろう。確かにそうである。慚愧《ざんき》に耐えないこと、後悔してもしきれないことは多々ある。長い期間かかったが、自分のダークなところに向き合ってこそ、より望ましい臨床が行えるという気づきを得て、ふらふらしながらもその地点を歩いている。

でも、もちろんそれだけではない。それぞれの学びと熱意がよい方向に発揮されたこともある。「脱獄王」ヨシオさんとして『こころの医療宅配便』（文藝春秋、二〇一〇年）に登場する患者さんはその代表と言えるかもしれない。ヨシオさんは、私たちの病院の最初の主治医として高木が担当し、彼の退職後に私が引き継いだ。在日外国人家庭に生まれた彼は、厳しい少年時代を送っている。ある事件から少年院送致となり、暴力団に所属していた時期もある。発病してからは関西の多数の病院に入退院を繰り返していたが、すきを見ての離院を繰り返し、近畿一帯のたくさんの精神病院に入院歴があった。そしてほとんどの退院が離院退院であった。高木が担当した頃は「脱獄王」の別名を頂戴していたらしい。高木が主治医の時にも彼は「脱獄」に成功する。彼の住む地域の福祉事務所の担当ケースワーカーMさんは、当院入院前からヨシオさんを根気よく支える担当者であった。そのMさんと高木が、脱走して帰宅したヨシオさんを訪問する。訪問の車中、高木はMさんから、ヨシオさん一家の歴史と実情を聞かされる。他のきょうだいも病気と困難を抱え、家庭内の実権は長兄が握り、ヨシオさんは彼の小遣いも長兄に巻き上げられている……そんな話をMさんから聞かされる。高木はそんな一家を支えつづけたMさんに敬意を持つ。二人がヨシオさん宅に到着した。以下、同書から引用する。

「Aさん迎えに来たで」「なんや、センセかいな。あぁ、Mやないか。あんた、病院にチクったんかい。しゃあない奴やな。オレ帰らんで。あんな怖い奴ばっかりおるような病院、嫌やで」
　何言うてんねん、あんたが一番怖いやんか、と言いたいのをぐっとおさえて、「なんとか考えたるわ。それよか、ここにおったら金ないやろ。病院やったらもうすぐ生保の小遣いが入るで」（中略）「そうか、金はいるわな……そやけどあんな自由のないとこ嫌や」（中略）「なぁ、今の病棟が不自由なら、鍵のかからん開放病棟にしよか。Aさんが病院にいると自分で言うてくれたら、鍵はいらん」（中略）こうしてヨシオさんは病院に戻るが、「脱獄犯」を開放病棟に入れるということで、病院では非難囂囂《ごうごう》である。（中略）「Aさんに対する方針は、病院を安心できる居場所として自由に利用できるようにすることである」、そう宣言して開放病棟に入ってもらった。

この後もいろいろあり、何度も入退院はあったものの、入院は必ず私たちの病院であり、入院病棟のほとんどは開放病棟であった。高木の「自由に利用できる居場所」作戦は成功を収めたのだ。彼の誠意が脱獄王に届いたとき、ヨシオさんと精神病院の関係は「収容所」から「治療の場」へと変わったのである。高木の退職後、私がヨシオさんの担当となった。未発表原稿であるが、一九九五年に私も彼のことを書いている。ヨシオさんという仮名をそのまま使って書かせていただく。以下が当時の文章である。

ヨシオさんは在日外国人家庭で、高齢の母と兄二人、姉一人。きょうだい全部が精神科に入院歴があり、いつも誰かが入院しているため、家族がそろって生活している時期はほとんどないという家庭である。開放病棟で入院していたが、強引な退院要求があるということで閉鎖病棟に移動になった。閉鎖病棟でも退院の要望は続いたがやみくもなものではなく、順を踏んで退院にもっていきたいという私の説明には納得してくれた。ところが退院の話をすすめようとしても窓口になる家族がいない。電話もない。福祉事務所や保健所などとのネットワークを高木君が根気よく作ってくれ熱心に協力してくれたが、それでも難しさには変わりなかった。本人・私・担当ナース三名で自宅を訪問することにした。その前に保健所で保健師と会ってから訪問という予定であった。その保健所で、数日前に一家の中心で唯一仕事ができていた次兄が顕在発症すったもんだの末入院したこと、母が肺炎で入院したが病院で適応不全を起こして退院し、ヘルパー派遣でかろうじて暮らしていることを知らされた。今訪問すると母が混乱するのでやめてほしいと説得され、病院に戻った。しかし、ヨシオさんはそういう状況でも退院するという。私が無理しないほうがよいと説得すると「先生もタヌキやな、先生にだまされた。」という。それから早い退院を求める彼と性急な姿勢をおさえる私とのせめぎあいが続き、ある時最近にしては珍しく（？）私はかっとなって「あんまり無理言うとよう付き合えん。勝手にしてくれ」と言ってしまった。すぐに詫びたが、その言葉通りその日の午後、彼は病院を出ていき、私は車をぶつける事故を起こした。三日後、本人から「退院させてや」と連絡が入り、夕方姉から帰宅したと連絡があった。翌日迎えに行くと伝えると「そんなに待てない。長兄と大喧嘩になる」と言われた。ケースワーカーのMさんからも「何があっても病院の責任ですよ」と厳しいことばを頂戴した。だんだん不安になってきたので、夜になったが往診することにした。すぐ二名の職員が自宅から駆けつけてきてくれた。車中、家で大喧嘩して怪我でもしていないかと不安がますます強くなった。ところが行ってみると、ご本人とお母さんはごろんと寝転んで扇風機に当たっている。くだんの長兄が麦茶を三人に出してくれ、お母さんは団扇《うちわ》で私たちを扇いでくださった。私はかっとなったことを詫び、退院についてはこれからも進めるが、今日のところは病院に戻ってほしいと告げた。ヨシオさんは即座に「よしわかった」と言い、ウットという市販薬を見せて「これ飲んだけど寝られへんかったんや」と言った。

帰りがけに母が三千円渡そうとしたが、それを断り「かあちゃん、体大事にせえよ」と言った。幸い、その後次兄が退院し、母の健康も持ち直し、数か月後に彼は自宅に円満退院した。

この往診の後、二カ月間ほどの間、ヨシオさんは自分の半生を私に語った。四年生の時に父親を亡くしたことから始まり、この人の起伏の多い人生を毎回一時間ぐらい語り、私はそれを黙って聞いた。それもあるときピタッと止まった。私はヨシオさんには言わなかったが、退院要求の理由が、もう先の長くない母とともにいたいという理由から来ていることを理解した。退院が決まってから、ヨシオさんは「今度入院したらもうお母ちゃんとはお別れやなぁ」とぽつりと言った。ヨシオさんは全く恨みがましいことを言わないが、彼の半生はすさまじいものである。日本人と精神病院に差別され裏切られ続けてきた歴史であると私には思えたが、彼はまことに超然としており、これだけ弾圧されても屈せず、一時の迷いで金と女に目がくらんだ自分をさらりと反省して語った。私は頭が下がる思いであった。

高木も私も、そしておそらくMさんも、ヨシオさんの人間的魅力に惹かれて、彼と家族に深くかかわることになったのだと思う。私はこの文章を書いた後、関西を離れて沖縄に赴任した。その後関西でもう一度働いたが、その時にヨシオさんは、わざわざ私を訪ねて病院まで来てくれた。愛用のベレー帽をかぶり、独特の人懐っこい笑顔を見せてくれた。なんと心の熱い人であることか。今回、私たちの歩みをたどりなおしながら、二人が魅了されたヨシオさんのことを書きたいと強く思った。私たちの、珍しく、ちょっと誇れるバトンリレーだ。二人とも調子に乗りやすい人間なので、これを読んだ高木は舞い上がってしまうのではないだろうか。私はと言えば、書きながらもうすでに舞い上がっており、いろんな人に読ませたくて仕方がない。困ったものである。

## 臨床の神が降りてくるとき

高木の名文がある。『(新増補版) 心の傷を癒すということ』(作品社、二〇一九年所収) の著者、安克昌の追悼文として『治療の聲』(星和書店) に掲載された「臨床の神が降りてくるのだ」(『精神医療の光と影』日本評論社、二〇一二年所収) である。安は阪神淡路大震災の際、率先して心のケアチームを立ち上げ、自らも連日、避難所を巡回して相談にあたった。日本の災害時の心のケアの先駆けをなした人である。さらに、被災者の支援と並行して解離性人格障害の治療にもあたり、パトナムをはじめとするアメリカからの治療理論の導入にも力を尽くした。当時珍しいといわれた解離性障害の臨床でも、その先駆けとなった人である。残念なことに震災から五年後の二〇〇〇年に他界する。高木と安は大学の人事担当として知り合い、その後解離性障害をテーマにしたメーリング・リストで交流を続けた。そして高木は安の臨床姿勢に強く惹かれていく。高木は安を評して次のように書く。

「医師 (治療者) という職業には、独特の『臨床のにおい』というものがある。その人の人柄や、知識、生い立ち、社会的背景といったものを超えて、また専門とする領域も超えて、おそらくこの人は自分と同じ臨床姿勢を持っているのだろう、とわからせる何かがあるのだ。」

「同じにおい」はどこから来るのか。その一つとして高木は、安の次のことばを挙げる。

「自分の体を通して他者の毒を濾過する」

そしてこう書いている。

「『自分の体を通して他者の毒を濾過する』ところまで『本気で思っていた』その経験が、彼をもう一度生かすとともに、彼につながる私たちの中にも生きる。その場所に、臨床の神が降りてくるのだ。」

ありがたいことに、私にもこのことばはとてもしっくりとなじむ。治療に行き詰まり、にっちもさっちもいかず、泥と砂まみれになりあえぐ時。明日再会する患者さんのことが頭から離れず、眠れぬ夜を過ごす時。そのような夜を過ごした後、いざ臨床に向かうと、患者さんの前で自分でも思ってもみなかったことばが口をついて飛び出す。臨床の神が降りてきてくれたのだろうか。悩みに悩んだ末、ふと自分の中の何かが組み替えられて、新たな気づきとひらめきに遭遇する。そんな思いをしたことが何度かある。あるいはまた、さきほどのヨシオさんのように、不安と後悔でいっぱいになりながら修羅場に臨むとき、結果として予想外の平和と和解が訪れることがある。臨床の神が降りてきて手を差し伸べてくれているのだろうか。

「自分の体を通して」ということばには、治療者が感じる苦悩、患者さんとの関係をめぐる自問自答、自分もまた苦しくなる体験が、治療の上では必要不可欠なものであるという含みがある。悩んでいい、一晩中のたうち回って煩悶してもよい、冷や冷やしながら重い足を引きずって出勤してもよい。そのことには意味があり、臨床の神はそのような治療者を見放さず時々降りてきてくれるのだから。

くるみざわしんの戯曲『精神病院つばき荘』（くるみざわしん　精神医療連作戯曲集　精神病院つばき荘／ひなの砦ほか三篇、ラグーナ出版、二〇二一年）に登場する山上院長は、患者仲間から信頼の厚いベテラン患者の口を封じる目的で不必要な隔離を指示する。しかし患者からの問いかけがきっかけとなり、自らの過ちに気づく。心をいれかえた山上は、原発事故で皆が避難したつばき荘に一人残り、贖罪の日々を送る。一室にこもり、古いカルテを一日中読み続けるのだ。山上が一つカルテを読むごとに、つばき荘は浄化され、一輪の花も咲かなかった中庭に花が咲き始める。山上がカルテを読み、もはや不在である一人一人の患者の存在に触れていくとき、患者の傷が癒されるとともに精神病院つばき荘も少しずつ浄化されていく。つばき荘の中庭は、花ひとつ咲かない不毛の地であったが、山上の体を通して毒が濾過されていき、一輪また一輪と花が咲き始める。私はこの芝居を三回みたが、三回ともこの同じシーンで涙してしまった。今、その理由がより深くわかったような気がする。

何年精神科臨床をしても、どれだけ修羅場を経験しても、臨床が楽になることはない。そのつど、悩みの重量は同じである。だがこれも、毒を濾過しているからこそと思えば、ありがたく受け止められるような気がする。高木と安に感謝しないといけない。ありがとう。

## マンモスは今

若かりし頃、私の夢に登場したマンモス。あの頃は全く威厳がなく、畳間をちょこまかと走っていた。今はどうだろうか。もとより原始時代に実在したサイズにまでの成長は望めない。しかし、経験と対話と仲間によって、鍛えはぐくまれてきたマンモスは私たち人間と同じくらいの大きさには育っているかもしれない。高木は素敵な飼育者として、これからもマンモスを畳間で育てていくだろう。そして、泡盛を携えて遊びに来た私を迎えて、「おお横田、マンモスこんなに大きくなったで」と見せてくれるのではないだろうか。再会を楽しみにしたい。

（オリブ山病院）

# 危機の時代の精神医療・目次

## 第3部　彼方の実践へ



扉イラスト・赤田美砂緒

第1部

# 精神医学の思想

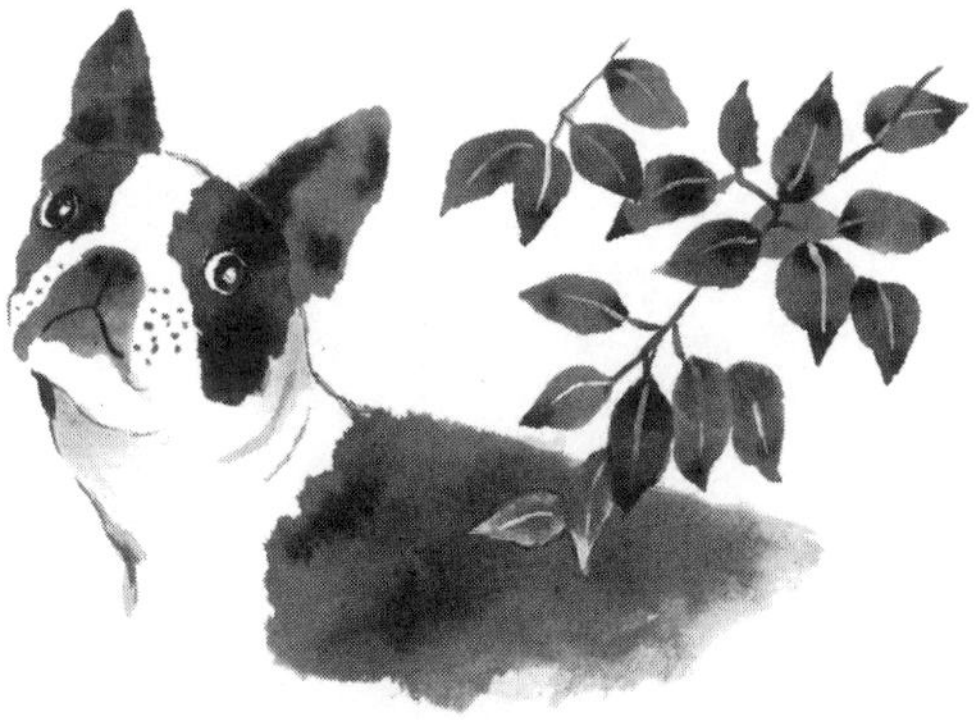

# 抗精神病薬の神話2022
## ——あるべき薬物療法の姿を求めて

（二〇二二改訂）

### 熱狂のはじまり

「統合失調症の治療には薬物療法が不可欠である」と言われている。統合失調症の治療は、まず薬物療法によって症状を改善することが最優先となっているのだ。薬物療法に反応しない、あるいは薬物療法を受けていない統合失調症は、他の様々なリハビリや福祉的支援も不可能であると考えられているかのようだ。薬物療法なしには統合失調症の治療は成り立たないとまで、教科書や啓蒙書に何ら疑問なく書かれるようになったのは、二〇世紀の末も近くなってからであろう。七〇年代から八〇年代にかけてはまだ、精神療法（心理社会療法）と薬物療法のどちらが優れているかを調べるような研究がいくつも出ていた。

前世紀末に冷戦体制が終了して新自由主義経済が世界を席巻していくのと、精神医学・医療

における この変遷は軌を一にしている。九〇年代になると、グローバルに広がった新自由主義経済の波に乗って巨大企業となった製薬企業（ビッグ・ファーマ）[1]が「非定型抗精神病薬」「第二世代抗精神病薬」（以下、便宜上「第二世代抗精神病薬」と統一（補注1））を続々と市場に投入しはじめた。これらの第二世代抗精神病薬は、従来の抗精神病薬と違って副作用も少なく、陰性症状にも効果があるとの触れ込みが大々的になされ、これら高価な第二世代抗精神病薬は、同じく新たに続々と発売される抗うつ薬とともに、またたくまに巨大製薬企業のドル箱となっていった。

この背景には、軍需産業からバイオテクノロジーへの資本の移動という、冷戦後の米国の国策がある。[2]そのために、メンタルヘルス領域に限らず、製薬資本は八〇年代からの一連の新自由主義的改革（規制緩和）によって巨大な産官学共同体となり、大規模なマーケティングとグローバルな宣伝・販売を行うようになった。これにさらに、WHOと世界銀行によるDALY（障害調整生存年：疾病がもたらす人生への負担）などの統計を用いた世界的な健康状態調査が、製薬企業による市場の開拓と結びつくことによって、メンタルヘルス領域が新たな成長市場として注目されたこと、軍需技術の転用として二〇世紀末にニューロサイエンスが長足の進歩をとげたことが、「向精神薬への熱狂」をつくりあげたのである。

日本は欧米の動きに約一〇年遅れていたとはいうものの、二〇〇〇年以降の第二世代抗精神病薬の広がりは、あっという間のことであった。今では若い世代の精神科医は、ハロペリドールやクロールプロマジンという処方をする前世代の精神科医に対してあからさまに軽蔑の目を向ける。ガラパゴス精神科医というわけだ。

この間、第二世代抗精神病薬の売り文句は、「錐体外路系副作用を起こさない」「陽性症状だけでなく陰性症状にも効果がある」「単剤投与が可能となる」「鎮静作用が少なく患者にとっての飲み心地がよい」等々であった。これらの売り文句は、定型抗精神病薬、つまり従来の第一世代抗精神病薬、（以下、便宜上「第一世代抗精神病薬」と統一）が使用されるようになった一九六〇年前後から三〇年の間に、遅発性ジスキネジアの出現、悪性症候群や突然死という致命的な副作用が問題になってきたこと、第一世代抗精神病薬の多剤大量処方が蔓延していたことなど、第一世代抗精神病薬による治療の副作用が注目されてきた事情がある。これらの副作用についての裁判が行われるなど、製薬企業にとっても問題が大きくなってきた。そこに第二世代抗精神病薬が製薬企業のマーケティング戦略に後押しされて登場し、またたくまに精神医療の世界で圧倒的なシェアを築き上げたのである。

しかし、ようやく最近になって、つまり新たな第二世代抗精神病薬の登場から三〇年の月日が経って、この第二世代抗精神病薬についてもはっきりと見直しの時期がやってきているように思われる。このような見直しがはじまったのは、以下のいくつかの理由があるだろう。まず、あのリーマン・ショック以降の経済状況とそれまでに相次いだ製薬企業の不正行為が摘発され、製薬企業の医療界に対するコントロールが金銭面で弱まってきたこと（ただし、コロナパンデミック以降の動きは予断を許さない）。次に、これまで新薬の開発のバックグラウンドとなっていた様々な脳科学的仮説が出尽くしてしまい、創薬のための新たな仮説が生まれる期待がもてなくなったこと。そして最後に、これだけの種類の抗精神病薬が市場に出回り、統合失調症の患者に対してくまなく処方されてきたのにもかかわらず、統合失調症の予後が改善していないことが明らかになったこと、である。

## 抗精神病薬への過剰な期待

最後の理由、統合失調症の予後改善が証明されていないという文言には、少なからぬ読者が怪訝に思ったであろう。教科書や啓蒙書には、統合失調症の治療は薬物療法の導入以後著しく改善されたと明証的に書かれているからである。特に、精神科医以外の精神科医療スタッフ、患者とその家族は、そのように思い込んでいる。確かに標準的な薬物療法で驚くほどの改善をみせる患者もいるし、薬物療法がなければ社会生活を続けられなかったであろう患者も、一人ひとりの場合をみれば明らかに存在している。しかし、全体としてみると、そのようなことは明らかではないのである。

先入観を捨てて、少しばかり身の回りの事例を思い返してみよう。例えば、初期の薬物療法に明瞭に反応して寛解治癒にいたった例でも、その後の再発を繰り返すにつれて薬物療法の効果が見られなくなることは多いであろう。また実際、薬物療法のなかった時代から、統合失調症者の多くは家庭生活が可能であったのだが、そのような回復者の割合は今も変わらない。このことからは、薬物療法の恩恵を受けた患者と同じくらい、薬物療法の副作用ゆえに十分な社会生活を送れないでいるという患者もいるのではないかという見方も可能なのである。そして、過鎮静や錐体外路症状、遅発性ジスキネジア、さらには第二世代抗精神病薬による重度の肥満や糖尿病の発症といった抗精神病薬の副作用が、そのような可能性を高めていることを否定することはできない。

そのような現実があり、また薬物療法による悪化の可能性とそれを支持する仮説が立てられるにもかかわらず、多くの精神科医療従事者と患者・家族は、薬物療法の効果を信じて疑わない。それは、精神科医をはじめとする医療従事者がそう信じて疑っておらず、種々の否定的な情報を当事者が知るすべがないこと、製薬企業のマーケティング戦略が精神科に限らず、処方医からコメディカルスタッフへ、患者会やマスコミを通した当事者への巧妙な薬物宣伝へと変わってきたことによるのかもしれない。しかし、きちんと耳をすますと、これらの宣伝にもかかわらず、精神科の領域でも薬物療法の効果についての過剰な期待の見直しが始まっていることが聞き取れるはずである。

私は薬物療法を否定しようとしているのではない。実際の臨床では、私の精神科医としての仕事は薬物療法が中心となっているといってよいほどである。そして、薬物療法は、特に患者とのコミュニケーションをとりやすくするという点で現実に有用であると、私自身は日々感じながら仕事をしている。

しかし、学問の世界では定説となりつつあり、また臨床医の実感としても次第に納得を得られつつある抗精神病薬の効果に関するマイナス面の見方を、より広い層に対して私なりに咀嚼しながら伝えようと思う。なぜならば、私たち医療従事者、当事者やその家族、そして社会がひたすら薬物療法を過信することによって、実は看過できない精神医療の歪み、ひいてはこの社会の歪みが生じていると思うからである。

## 第二世代抗精神病薬はどのように登場したか

日本でリスペリドン（商品名：リスパダール）が発売されたのが一九九六年であるが、その直後から奇妙な論文発表が目立つようになった。リスペリドンの服用によってかえって不安や抑うつが惹起され、時には深刻な自殺企図に至るというのである。そして、幾多の論文で、このことはリスペリドンが従来の抗精神病薬に比べてすみやかに病的体験を消失させ、さらに鎮静作用が少ないために、急速に自分が病気になったという現実に直面するようになったためであるとされ、いつしか人気映画『レナードの朝』にちなんで、「目覚め現象」と名付けられた。つまり、この現象はリスペリドンの副作用ではなく、むしろ効果の証拠とされたのである。人気映画の主人公と同じような劇的な効果が見込めるというのだ。

これに対して、当時、統合失調症の精神病理学を学んでいた私には非常に違和感があった。同じことは、従来の第一世代抗精神病薬についてもすでに言い尽くされてきていたからである。例えば、永田俊彦は急性精神病治療の経過中にあらわれる「寛解期疲弊病相」を記述し、とりわけ病者が病的世界から現実世界に急激に直面するときに体験する「目覚めの体験」を自殺企図に至ることもあるクライシスとして捉えていた(3)。永田は同論文の中で、すでに一九六〇年代にクロールプロマジンの服用後に起こった同様な現象の報告があることを指摘している。

また、精神薬理学からは、当時から急性期寛解後にそれまでの抗精神病薬の副作用があらわとなり、特にアカシジアが出現した際に、様々な精神症状とともに、その衝動亢進による自殺企図が起こりうることに注意が促されていた(4)。しかし、これらの指摘は、精神病院に長期にわたって隔離・収容することが中心で、薬物療法についてもパターン化した多剤大量療法が当たり前であった当時の精神医療状況の中では無視され続けてきた。

この「目覚め現象」のエピソードが何を示しているかというと、大々的に宣伝され、いやがうえにも期待が高まった第二世代抗精神病薬の発売に際して、精神科医が大いに臨床に奮起したのではないかということかもしれない。「精神科医の目覚め現象」だったわけである。これら新薬の臨床試験に参加し、あるいは真っ先に新薬に飛びついた精神科医の多くは、それまで精神症状の複雑微妙な綾に分け入りながら、じっくりと患者の話を聞いた体験もなければ、自分の患者と服薬の体験についてまともに話し合ったことがなかったのであろう。そのような精神科医たちの目の前に、それまで大量に使用されていた第一世代抗精神病薬に替わって新たな第二世代抗精神病薬が現れ、しかも今度は適正な量の薬に置き換えられたために、急激な前薬の離脱症状(いわゆる禁断症状)として過覚醒やアカシジアが生じたのだろう。おそらくこれが、リスペリドンの効果の証明とされた「目覚め現象」の正体であった(5)。

案の定、新薬の特効性を称揚する「狂騒」は、二、三年のうちにまったく姿をひそめてしまった。因みに、第二世代抗精神病薬の副作用にかえってアカシジアが目立つことが明らかになってからは、抗精神病薬によって精神症状が治まった直後に起こる自殺企図の原因はアカシジアではないかという説が有力である。

このような抗精神病薬の新旧交代劇を目の当たりにして、私は原則的に発売後数年間は新薬を使用することを控えるようにしている。実際に、多くの薬の副作用は発売後数年はひそかにしか告知されないか、隠されている現実がある。たとえばオランザピンについては、製造元のイーライリリー社との裁判でこのようなデータの多くが隠蔽されていたことが白日のもとにさらされた(6)(補注2)。

このような原則を個人的には立てていても、実際には精神病院など他のところから患者を引き継ぐ場合、ほとんどの患者がすでに新薬を処方されており、そのままそれを使用していかねばならないことも多い。さらに困ったことには、新薬を使用して欲しいという要望が患者・家族当事者の間で非常に強く切実であるという事情もある。つまり、新薬についての製薬企業の宣伝が当事者の間に急速に行き届くようになったのだ。このようなことは、従来の第一世代抗精神病薬が新規発売された時にはあり得なかったことである。

## 抗精神病薬治療の「失われた三〇年」

第二世代抗精神病薬が日本で発売されて三〇年近くが過ぎた。多くの新たな抗精神病薬が、大々的な効能の宣伝によって日常臨床で使用されるようになったのである。私もかつて、いくつかの新薬宣伝のための講演会に参加してみた。製薬企業が行う似たような個々の精神症状の改善度のグラフと、まるで分子の動きを実際に見てきたかのような神経伝達物質が動いている動画はとにかくとして、そこで使用経験を語る精神科医はいつも私に強烈な印象を残した。ある新規抗精神病薬について語った精神科医は、短期間に百人近い自分の統合失調症患者にその薬を使い、半数以上の患者に改善を見たと述べ、「この薬はわれわれ精神科医にとっての福音と言ってもよいでしょう」と、壇上で両手を広げる派手なジェスチャーで力説した。これまでの薬をマニュアル車とすれば、今度のこの新薬は快適なオートマチック車ですと、自分の趣味のようにうれしそうに語る精神科医もいた。

このような大仰な効果宣伝をいつも聞かされるのだが、それにしても、彼らが言うような効果が実際にあれば、多くの病院から続々と退院する患者がいるはずだ。だが、残念ながらそのような話を聞くことはない。そもそも数年後に、果たして何人の患者がその新薬で同じ処方を続けているだろうか。実際に私の見聞きする範囲では、どの薬も二、三年のうちにもとの薬やさらに新しい薬に変わっていて、その効果は元の木阿弥になっていることがほとんどである(だから次々に新薬が登場できるのであるが)。このようなことが、数年ごとに繰り返されながら、精神医療にとってそろそろ「失われた三〇年」になろうとしている。

世界での第二世代抗精神病薬発売から一〇年が経った二一世紀になって、ようやく第二世代抗精神病薬の効能を客観的に評価しようとする研究が出始めた。その流れは、この二〇年の間でだいたい決着がついているが、日本への紹介と周知は遅々として進んでいない。専門家たちは知っていても、あえてそれを口にしない。あるいは気づかないふりをしているとしか思えない者もいる。

この間の研究で明らかになった結果とは、第一、第二世代抗精神病薬については、効果に関して差はなく、副作用についてはそれぞれのプロフィールがあり全体としてどちらが優れているとは言えないという、あっけないものである。おそらくこの結果は、多くの精神科医にとってこの三〇年間の自らの言動を否定することになり、受け入れがたいのであろう。

## 第二世代抗精神病薬見直しの研究

第一、第二世代抗精神病薬の効果の比較について、ある程度の規模での研究には、ＣＡＴＩＥ[7]、ＣＵｔＬＡＳＳ[8]などがある。ＣＡＴＩＥ研究では、第一世代抗精神病薬としてパーフェナジンが選ばれ、数種類の第二世代抗精神病薬と効果において同等との結果が示されている。このうち、オランザピンのみが服用の継続性で有意に優れていることが示され、その後もしばしば製薬企業の宣伝に使われている。しかし、この研究では一八ヶ月で七割が脱落しており、オランザピンでも六割の脱落者をみているため、現在のアメリカの精神医療事情の悪さを反映しているだけの研究にすぎないとも読める内容である。ＣＵｔＬＡＳＳはイギリスらしく対費用効果研究であり、価格の高い第二世代抗精神病薬が第一世代薬より一年後のＱＯＬにおいて優れるとは言えないという結果になった。つまり対費用効果では、第一世代薬が勝るのである。

第二世代抗精神病薬は、第一世代抗精神病薬による錐体外路症状の発現、特に遅発性ジスキネジアの出現が問題化することに伴い、錐体外路症状が少ないことを売りとして発売されてきた。しかし、そのエビデンスとして使用された論文の分析によって、英米の研究の大部分が新薬に比較する際のハロペリドールの使用量が過剰であったことが明らかにされている[9]。つまり、有害事象については第一世代のハロペリドールに不利になるように研究されていたのである。

現実には、現在の状況を見渡してみてわかるように、第二世代抗精神病薬の使用量も日に日に増加しており、どの薬物も推奨使用量限度いっぱいまで使用されるようになっている。さらに、第二世代抗精神病薬では患者にとって不快な鎮静感が少ないだけ、維持療法の必要使用量が多めに設定される可能性が否定できない。したがって、第一世代抗精神病薬の使用量が増えるとともに遅発性ジスキネジアや突然死の頻度が増加し、それが第一世代抗精神病薬への失望につながったように、今後一〇年の間に第二世代抗精神病薬についてもどのような副作用が出現し、内分泌系への影響がどのようなものになるのか、われわれ精神科医は真剣に見守っていかなければならない。

これらの研究成果を受けてＷＰＡ（世界精神医学会）は二〇〇八年に既発表論文のメタ解析を行い、第一、第二世代抗精神病薬の間に効果の差はないこと、副作用についてはそれぞれのプロフィールがあり、錐体外路症状の出やすさと内分泌代謝系への副作用の間に優劣をつけるのは困難であること、どちらの抗精神病薬についても投与量への注意が必要なことをアナウンスした[10]。このアナウンスは、なぜか日本の精神医学界ではほとんど知られていない。

その後も、このような研究が続々と出版され、最近では錐体外路症状の頻度においても第一、第二世代間に差がないことが示された[11]。さらに、遅発性ジスキネジアの頻度[12]、悪性症候群の頻度[13]についてさえ、第一、第二世代抗精神病薬の間には言われてきたほどの差はないという報告が相次いだ。

## 巻き起こる論争

これら続々と明らかになった知見をふまえて、二〇一一年の英国精神医学会誌では注目すべき論争が巻き起こった。直接のきっかけは、それまで長期研究の欠如が指摘されていた領域に、R・ギルギスらの中国におけるクロザピンとクロールプロマジンの服用患者を追跡比較した研究があらわれたことによる[14]。これは、初回発症から九年間の経過を追った画期的なものであるが、その結果もこれまでと同じように、九年後の効果については両者に差はなく、クロザピンについて初回エピソードでの認容性がわずかに高いということであった。

この論文を受けてT・ケンドルは同号の中で、「第二世代抗精神病薬の盛衰」と題する論評を行い、「もはや初回エピソードにおいて第二世代抗精神病薬を使用することになんら有益性はない」だろうと論じた[15]。そして、第二世代抗精神病薬の物語は、ねつ造されたものであり、カネとマーケティングの産物であると断じた。そして、高価な第二世代抗精神病薬の費用はそれを処方する精神科医を雇う費用に等しくなってしまっているという。そして、特別な名称をこれらの薬に使うのはやめるべきで、「すべては単なる抗精神病薬にすぎない」と締めくくった。

ちなみに、わが国において第二世代抗精神病薬の薬価がどの程度であるかについて見ておこう。ごく普通に使われる量を想定すると、例えばハロペリドールでは六mg／日とする。もちろん、現実にはこれ以上の量が使用されていると考えたほうが実情にあっているであろうが、ハロペリドール六mgに対してクロールプロマジン等価量換算を使用するなら、オランザピンは七・五mg、アリピプラゾールは一二mgである。これも、現在の日本の精神医療では、オランザピンやアリピプラゾールは用量依存性の副作用が少ないこともあって、より大量に使用されており、オランザピンは二〇mg、アリピプラゾールは一八mgから二四mgがごく当たり前に使用されるようになっているが、それは今は問題にしないでおく。そこで、セレネース（ハロペリドールの商品名）六mgの薬価は二一・二円、ジプレキサ（オランザピンの商品名）七・五mgの薬価が四〇三・五円（以下、いずれも発売当初の値段）、エビリファイ（アリピプラゾールの商品名）一二mgで三四〇・七円である。したがって、それぞれの量を一日量として一ヶ月処方した場合、セレネースが六三六円、ジプレキサが一万二一〇五円、エビリファイが一万二二一円となる。だいたい、月一万円程度の差となるのであり、一人の精神科医が五〇人の統合失調症患者を診るとしても、月五〇万円の差となり、若い精神科医一人なら十分雇える額となる。つまりケンドルの批判は決して誇張ではないのだ。ただし、現在多くの当事者・家族が精神科医に絶望し不信を抱いているので、薬を安いものに変更して精神科医を雇うことには、彼らが賛同してくれないかもしれないが。

ケンドルらの議論に対して、S・ロイヒトらは、「すべての抗精神病薬は同じなのか？」と問い返し、それぞれの薬の特徴を患者との意志決定プロセスを共有しながら個別性にそって処方するべきだろうと反論した。[16] 臨床医の立場からはロイヒトに与したくなるが、錐体外路症状の出現頻度に差がないことを見いだしたM・ペルーソは、若い世代の精神科医が錐体外路症状を診る能力を失っていると指摘している。[11] 薬物療法への無批判な賛美は、精神科医から精神疾患を診る能力、その生活と人生に対する想像力を奪ってきたのである。

現在はこれらの論争から一〇年経っているが、これに付け加える新たな知見はほとんどないと言ってよい。最近の話題では、これまで発売されてきた三二種類の抗精神病薬についてのランダム化試験四〇二論文を網羅したメタ解析がある。[17] この研究によっても、これまでの知見は覆ってはおらず、「抗精神病薬は有効性よりも副作用に大きな差があることが確認された」という。論文全体としては、第二世代抗精神病薬がやや有効性が高いことを認めているが、これまで述べてきた現実を加味すれば、これは第二世代抗精神病薬に関する論文が製薬企業が行う大規模試験が多いことに由来するとも考えられる。この論文では他のレビューと同じように、オランザピンの効果が他よりやや優れているデータが出ているが、オランザピンではイーライリリー社の研究が飛び抜けて多いことと、企業に不利なデータが隠されていたことからも説明できるであろう。イーライリリー社はオランザピンの発売に社運を賭けていたのである。このようなバイアスの存在は、他の研究でも同じであろうと想像される。さらにこの論文は、「臨床試験は自殺傾向のある患者を除外し、重症患者はインフォームドコンセントが得られないことが多いため、現代の臨床試験に参加することはまずない」というバイアスが厳として存在していることを、はからずも明かしている（補注2）。

抗精神病薬が登場して半世紀になる歴史の中で、近年のマーケティングの隆盛のうちに見失われたものを私たち臨床に携わる者が取り戻すには、さらに再び多くの時間と試行錯誤が必要となりそうである。

## 抗精神病薬治療は統合失調症の予後を改善しない？

E・シュティップは、「抗精神病薬五〇年後のハッピーバースデイ」と題した二〇〇二年の論説で、抗精神病薬治療は陽性症状の改善については明らかに役立っているものの、統合失調症の長期的な予後を改善したかどうかについては、確かなことは何も言えないと述べている[18]。彼がコクラン・データベースで調べ挙げたすべての論文を検証したところ、薬効の検証期間があまりにも短く、そのために短期的な効果にだけ基づいたあまりにも楽観的な結論が多くなっているという。

精神薬理業界はシュティップの嘆いた状況であったが、薬物療法以前の時代にまたがった統合失調症の長期経過研究がいくつかある。俗に5大長期経過研究と呼ばれるものは、M・ブロイラー、G・フーバー、L・チオンピらなどであり、これらの研究結果を表に示す（表1）。

これらの研究をまとめたC・ハーディング[19]は、いずれにおいても統合失調症の「回復および

表1　5大長期経過研究

| | 対象者数（人） | 研究期間（年） | 回復あるいは顕著に改善（%） |
|---|---|---|---|
| M. Bleuler（1972） | 208 | 23 | 53-68 |
| Huber et al（1979） | 502 | 22 | 57 |
| Ciompi & Muller（1976） | 289 | 37 | 53 |
| Tsuang et al（1979） | 186 | 35 | 46 |
| Harding et al（1987） | 118 | 32 | 62-68 |

出典：Harding et al. 1992

著明改善」率が五〇～六〇％におよび、「統合失調症の臨床的回復は従来考えられてきたよりもずっと良好である」と結論し、統合失調症の回復を妨げる要因として以下のものを挙げている。

それらは、施設症、病人役割への固定、リハビリテーションの機会を奪われること、社会的孤立と貧困、差別、偏見、希望の喪失と意気沮喪、よくなるという期待の欠如、予言の自己成就（「悪くなる」と決めつけると実際に悪くなること。中井久夫がよく言っていた）、薬物療法の副作用である。ハーディングは、施設症の蔓延や支援・医療環境の現在の乏しさを考えれば、これらが改善されればさらに回復率はよくなると予想されるという希望を述べている。しかし、最後の悪化要因としてあげられている「薬物療法の副作用」の改善については、決して楽観視できるものではないことを私たちは見てきた。

予後研究には、判断の指標として何を選ぶかということや、長期にわたる観察者の一貫性をどうやって保つかなど多くの困難がある。そのために、多数の研究を比較したり統合したりするメタ解析がほとんどない中で、R・ワーナーによる八五件の研究を網羅した報告は興味深い[20]。ワーナーはその結果をまとめて、

①現在（二〇世紀末）の統合失調症の回復率は、今世紀初頭の二〇年間のそれと比較して特別優れているわけではない。抗精神病薬の出現は長期的な転帰にはほとんど影響を及ぼしていない

②経済状態は統合失調症の転帰と連合しているようである。完全回復率ともっとも相関しているのは失業率である（図1）

③統合失調症者の脱施設化は抗精神病薬出現前にはじまっていた（図2）

としている。

そして、大恐慌の時期を除いて、完全回復は統合失調症者のおおよそ二〇～二五％、社会的回復は四〇～四五％という、ブロイラー時代からの統計の正しさを確認している。つまり、「精神科治療が統合失調症に大きな衝撃を与えたのではなく、むしろ病気の経過も精神医療そのものの発展も政治経済の状況に左右されている」ことが明らかになったのである。

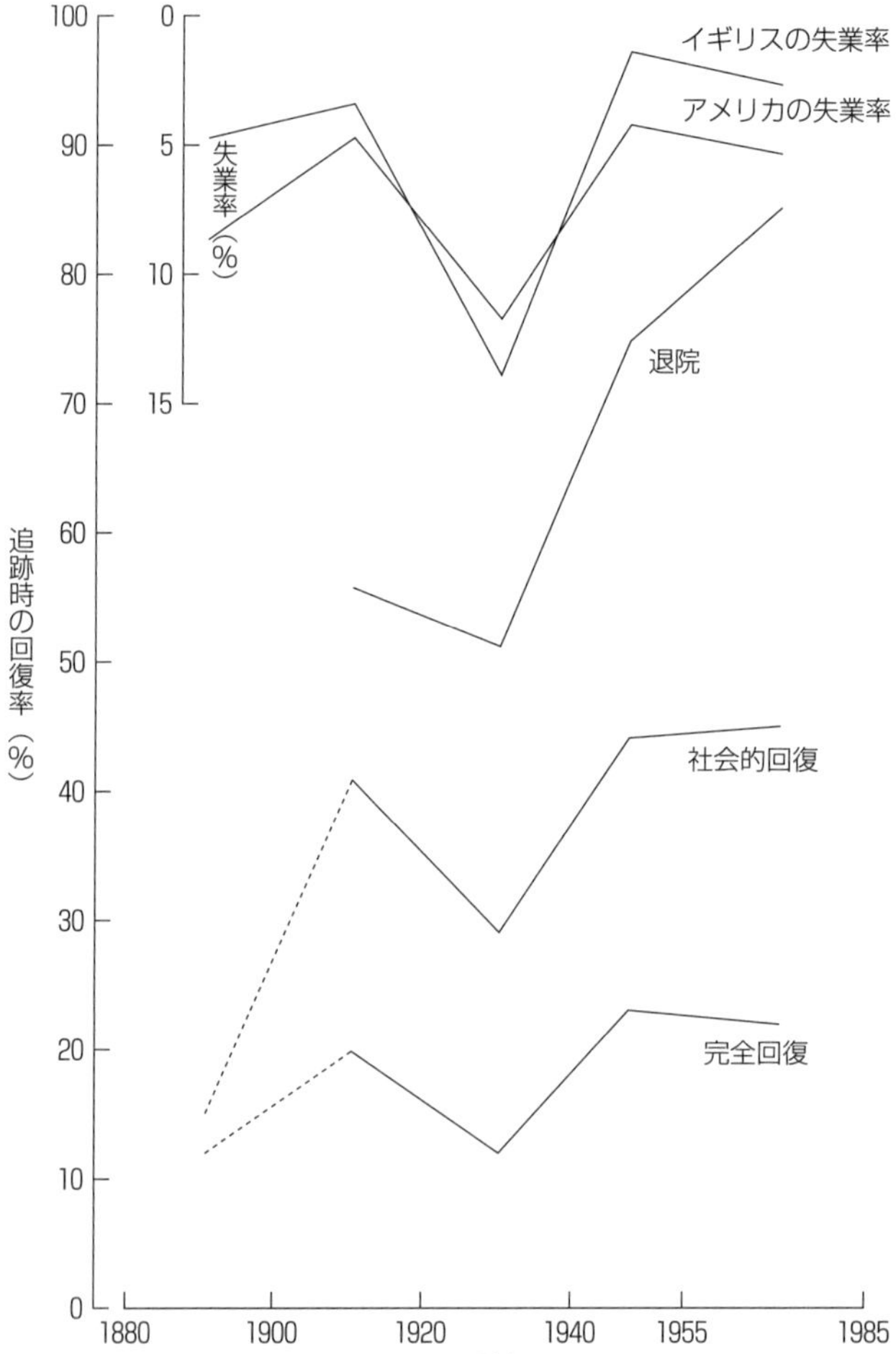


図１　予後と失業率の相関

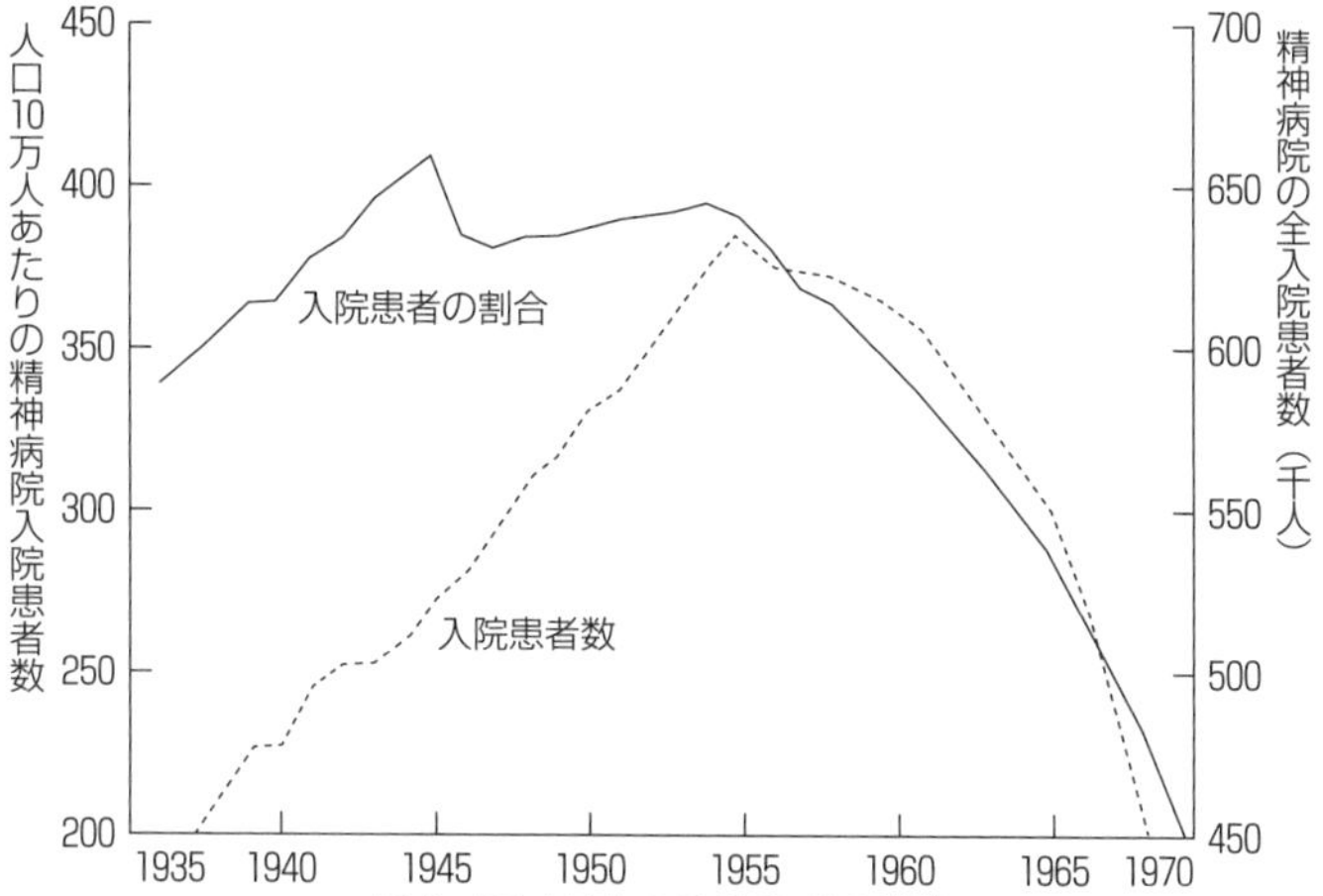

図２　アメリカの入院患者の推移

## 急性精神病状態における抗精神病薬療法

私は、急性精神病状態や病的体験のために明らかに不安定になっている統合失調症に対して、薬物療法は有用であると考えている。そして、現状の治療環境の中では、可能な限り量を減らすとしても持続的な抗精神病薬の服用は、患者が社会的不利を被ることを減らすだろう。しかし、世界ではたとえ急性期であっても薬物療法を用いない、あるいはいかに最小限の薬物で急性期を手当するかという研究や実践があることは注目すべきである。現在日本でも話題となり、私自身がその紹介にかかわっているフィンランドのオープンダイアローグもそのひとつである。[21]

これらの研究の中には、例えば、R・モシャーやL・チオンピの実践で有名なソテリアの経験がある。[22] このプロジェクトは家庭的な小さなユニットで急性期に専門的なケアを受けた精神障害者は、病院の普通の治療を受けた患者と同程度かそれ以上にうまくいっていた。ソテリアでケアを受けたグループの四三%が抗精神病薬を用いずに急性精神病状態から治癒している。

最近では、精神病状態の初回エピソードについて、オーストラリアと英国で抗精神病薬を用いたグループと用いないグループのランダム化比較試験が行われている[23][24]。これらの結果は、どちらも一年か二年の時点で経過に差はないことが認められた。したがって、少なくとも初発の急性精神病エピソードについては、そのうち一定程度の人たちについては抗精神病薬なしでも一般的なケアがあれば十分に回復することができるのである。

ただし、これらの試験は「一般的なケア」がある程度以上の水準を保っていることが条件であり、そのようなケアを提供しないまま抗精神病薬の使用を控えることには倫理的な問題も生じると思われる。特に、現在の日本のように地域や家庭で、二四時間の緊急時に対応したアウトリーチを含めた支援体制がないところで、抗精神病薬を使わないケアを行うのは困難であろう。

## 抗精神病薬の長期間の服用と再発

回顧的な話になってしまうが、私が精神科医になった四〇年近く前、すでに抗精神病薬はどの患者にも長期にわたって処方されることが当たり前になっていた。それでも、たとえば生活臨床派の論文に代表されるように、統合失調症の治療をいつ終結するか、薬物療法をいつまで続けるのかという議論が、まだ大きなテーマとしてなされていた。それが、九〇年代以降になると、統合失調症には薬物療法が第一選択であると教科書にも書かれ、維持療法はずっと（時にははっきりと「一生涯にわたって」）続けられるべきであるということがほぼ精神科医の常識となっていった。

これは世界的な傾向である。たとえば英国では、それまでは入院してもある一定期間薬物療法を行わずに経過を診ていたのが、今では入院と同時に薬物療法が行われ、退院後の生活でも服薬の継続が大切だとされるようになっている。このような変化をきちんとたどれば、おそらく背後にあったのが科学的議論ではなく、政治経済的な動きであったことを明らかにできるかもしれない。政治的な面とは、セキュリティ社会における治安の維持が重視されるようになったことである。経済的には、九〇年代からグローバル化と新自由主義化によって巨大化した製薬企業が、抗精神病薬、抗うつ薬の開発とマーケティングに力を入れるようになったことが影響している。この時期、たとえばアルプラゾラムの治験とその成果発表をめぐって英国精神医学会全体を巻き込んだ大規模な製薬会社の介入が問題となっている。

いずれにせよ、現代の私たちは統合失調症治療には抗精神病薬による維持療法を続けることが必須であると思い込んでいる。これは精神科医だけではなく、コメディカルにも、そして地域の福祉関係者や当事者・家族にとっても当たり前のことになっているようにみえる。訪問看護の大きな役割とされていることのひとつが、「服薬管理」であることにもそれが表れている。薬物療法を続けていない患者は、福祉サービスやリハビリテーションが受けられないという事態になっているのだ。

ところがもう一方で私たちは、統合失調症が決して一律に予後が悪い病気ではないことを知っている。特に、その三分の一に及ぶ人たちがほぼ完全に寛解するということも知っている。これは私たちの顕著な「二重見当識」ではないだろうか。この「二重見当識」はどこからきているのだろうか。

これに対する答えは、私たち精神医療・福祉関係者、当事者に対する「心理教育」の成果だと私は考えている。私たちは、患者に対して「心理教育」「病気の説明」を行いながら、その実、自分たち自身に対して「心理教育」を行っているのだ。どういうことか。実際に心理教育に使われる「エビデンス」をみてみよう。

心理教育では、薬を飲み続けなければどれだけの人が再発してしまうかということを、患者とその家族に統計数字で示す。そのような統計数字をつくりだした研究の包括的なものはジェスト[25]らのものであり、四〇〇〇例以上の観察を集め、薬を飲んでいる場合と飲まなかった場合の再発率を比較している。それによると、三ヶ月の時点では服薬中断者の四四％が再発し、継続している者ではわずかに六％が再発するにすぎない。ほとんどの場合、心理教育ではこのことが強調されている。そしてそれ以後の経緯は、たとえ全体を見せられていたとしてもほぼ無視されるのである。

実際には、二年目でみると服薬中断者の再発率は五九％であり、継続者でも二七％の者が再発している。すなわち、より長期の経過でみると、服薬を継続していても三分の一の者が再発し、服薬をしていなくても半数近くの者が再発していないのである。ということは、現在維持療法として薬を継続的に服用している者の半数近くが、すくなくとも二年間は薬を服用していなくても再発しないかもしれないのである。このことは、薬物療法以前の時代の長期経過研究で、三分の一もの患者の予後がひじょうに良かったということに対応していると言えないだろうか（表２）。

表２　薬物療法と再発率

| 月ごとの経過 | 服薬中断者の再発率 | 服薬継続者の再発率 |
|---|---|---|
| 3ヵ月後 | 44% | 6% |
| 6　〃 | 49% | 11% |
| 9　〃 | 52% | 14% |
| 12　〃 | 54% | 17% |
| 18　〃 | 57% | 22% |
| 24　〃 | 59% | 27% |

出典：Jeste et al. 1995

服薬中断時の再発に関する研究では、最近、J・モンクリフが統計学的視点から批判している。[26][27]彼女は、これまでも当事者の側に立った精神科薬物療法批判を続けてきているが、この論文では、統合失調症の抗精神病薬による再発予防研究と、うつ病に対するエスケタミンの再発予防研究のふたつをとりあげて、その統計的瑕疵を明快に指摘した。彼女によれば、その統計手法の適用における過誤は、統計学の中では広く知られ共有されていることであるが、医学的研究では統計手法の表面的なもっともらしさだけがもてはやされて十分な検討がなされずにいるという。

対象となっている論文はオランダのヴンデリンクら

（二〇〇七、二〇一三）の初回精神病エピソードを呈した患者の維持療法の有無と転帰についての研究であり、一八ヶ月後の調査とその七年後の追跡調査である。その維持療法継続・中止の二群間の差を評価するために生存分析が用いられ、二〇〇七年の一八ヶ月後調査では、中止群では再発リスクが継続群の二・三倍になるという結果となっている。これは、他の多くの研究によっても受け入れられて心理教育プログラムなどで言及される数字と一致する。また、前述のように、これをエビデンスとして維持療法継続の必要性が多くのガイドラインを通じて主張されている。

しかし、同じ対象者を七年間追跡したデータを分析すると、生存曲線が三年前後で収斂し交差している。生存曲線における交差現象の出現は、多くの臨床試験の報告では無視されることが多いが、その弊害が統計学者にはよく認識されてきたものだ。初期に差が開いていてそれが次第に収束する曲線パターンは、どのような検定を用いても説明できない。この再発研究における生存分析曲線が示すことは、抗精神病薬の維持療法は再発を「先送りする」だけではないかということだ。

「先送りする」ことに一定の価値を見出すことができるとしても、モンクリフの批判対象となった論文自体が主張しているように、長期追跡の知見として、抗精神病薬が患者の社会的機能を損なっていることが示されている。このことは、再発を「先送りする」ことのメリットと、そのために長期間服薬継続することから生じるデメリットが、患者の個々について比較考量されなければならないということを意味している。

再発の防止のためであれ、病状の持続による社会的不利益を防ぐためであれ、長期間の抗精神病薬服用の有効性についての研究は数少ない。一〇年から二〇年のフォローアップがいくつかあるが、中でもM・ハロウの研究が前述のヴンデリンクの研究とともに有名である[28]。それによると、抗精神病薬を服用していないか、時に応じて服用している人に比べて、継続的に抗精神病薬を服用している人は症状や全般的な機能の点でかえって悪い結果になっているという。

これについては、ランダム化試験ではないために対象者に偏りがあるのだろうという批判がある。ハロウらは、その批判に応えてさらに分析を続けてきた。その結果、二〇二一年の時点で「抗精神病薬を服用していない研究対象者は、診断時の状態、予後指数、人種、性別、年齢、教育などの要因に関係なく、持続的に服薬している対象者よりも約六倍回復する可能性が高い」との結論に達している[29]。

長期研究にはもうひとつ、香港で行われたクエチアピンのランダム化試験[30]があるが、これはクエチアピンの発売元であるアストラゼネカの資金援助を受けた研究である。そして当然のごとく、クエチアピンに有利な結果となっている。

## ドーパミン過感受性精神病について

そもそも服薬継続と再発の有無についての研究には、多くの難しさがある。その困難さの一つは、端的に再発の定義の難しさだ。つまり、「再発なし」ということが、すなわち患者の生活が「うまくいっている」ということにはならないという面がある。何を再発とするかが、その人の社会的状況如何によるのである。たとえ医者に薬を中断していることを隠していたとしても、通院を継続しているということで、薬物療法以外のちょっとした工夫で再発を乗り越えられるということがある。服薬していたとしても、（多くの患者のように）孤立無援の生活をしていれば再発は容易になる。また服薬をきちんと続けているということは、薬の副作用によって生活の質が落ちていたとしても、本人にも家族にも安心感が生まれるので薬のプラセボ効果が大きくなる。服薬中断によって再発したとみられている状態は、実は服薬中にすでに再発しており、精神状態の悪化のために服薬ができなくなっただけなのかもしれない。

さらに、R・トランターら[31]によって主張されてきた、「抗精神病薬退薬症候群」のように、抗精神病薬の服用がドーパミン・レセプターの過敏性を増強するために、抗精神病薬服用後に中断をすると短期間の内に激しい症状再燃が起こるという仮説が提起されている。つまり、ドーパミンを遮断する薬に対して身体が過度に反応して、少ない量のドーパミンにもかえって過敏になるような身体的変化が起こってしまった結果、全体としてのドーパミン活動性は低下するのではなく増加してしまっているのだ。これは遅発性ジスキネジアが生じるメカニズムと考えられているのと同じことであり、そうである限り、精神症状面においてもその存在を否定するわけにはいかないだろう。最近では、このメカニズムによる精神症状の再発・増悪は「（ドーパミン）過感受性精神病」と呼ばれている。

わが国では早くに伊豫らの研究があり、治療抵抗性統合失調症を説明するために使われている[32]。伊豫らは、日本で長く続けられてきた抗精神病薬の大量使用がこの病態を生んでいると言い、この病態による精神症状増悪を防ぐためにさらに大量投与になる悪循環を指摘している。しかし、その後の彼らの研究は薬物治療そのものに内在する問題とはされず、他のレセプター（$D_2$受容体以外のレセプター）に作用する薬の開発へと向かっている。この方向性への研究者たちの邁進は、世界の製薬企業が抗精神病薬創薬からの撤退を企図しているなか、日本の企業がいまだに新薬の発売（そのほとんどはこれまでの薬の微調整である）に力を入れていることと関係があるだろう。しかし、他のレセプターへの感受性もまた、それぞれの神経伝達物質への過感受性を生み出さないかどうかの証拠はないままである。

確かに経験上も、急激な再発の中には抗精神病薬の再開により短期間のうちに改善するものが多い。精神病自体が再燃・悪化したのであれば、その治療にはある程度の時間が必要なので、このようなすみやかな改善は、その再発が実はドーパミンへの過感受性が生じているところに退薬を契機に精神病状態となっているという可能性が強く示唆される。

また、これは四〇年近く統合失調症の経過を診てきた私の個人的な印象であるが、最近の統合失調症は軽症化していると言われているのと反比例するように、経過が不安定化しているのではないかと感じさせられる。薬物療法以前の時代のブロイラーなどの経過観察と比べても、些細なストレスによる微細な病状の揺れや再発の頻回さが目立ち、同時に病間期の寛解のレベルが低くなっている、つまり完全寛解と言える状態になる人が少なくなっているようにみえる。かつて精神科医になって一〇年もした頃、私がこの疑問を老大家と言われる薬物療法黎明期に活躍していたある精神科医にぶつけたところ、即座に「それは薬のせいでしょう」と言われたことを思い出す。

このような問題を解決するためには、精神症状を大まかにとらえて行う大規模研究以前に、もっと綿密な症状把握と経過研究が各所の精神科救急病棟で行えるようにならなければならないであろう。残念ながら、ますます顕著になる臨床のマニュアル化と、学問上の精神病理学や症候学の衰退によって、このような研究を行う余裕も能力も精神科医から失われているように思われる。

## ブロイラーの預言——百年の背信

今からほぼ百年前、E・ブロイラーが『統合失調症という症候群』をまとめた記念碑的著作を出版した時、そこには統合失調症に対する地域処遇の必要性と長期入院のもたらす弊害がすでに言及されていた[33]。そこには、

①正常な状況、慣れた環境で治療することは一般によいことである
②患者は、統合失調症に「かかったから」入院するのではなく、特定の適応がある時にだけ入院が必要なのである
③概して言えば、早期退院がよい結果となる

と書き記されていた。

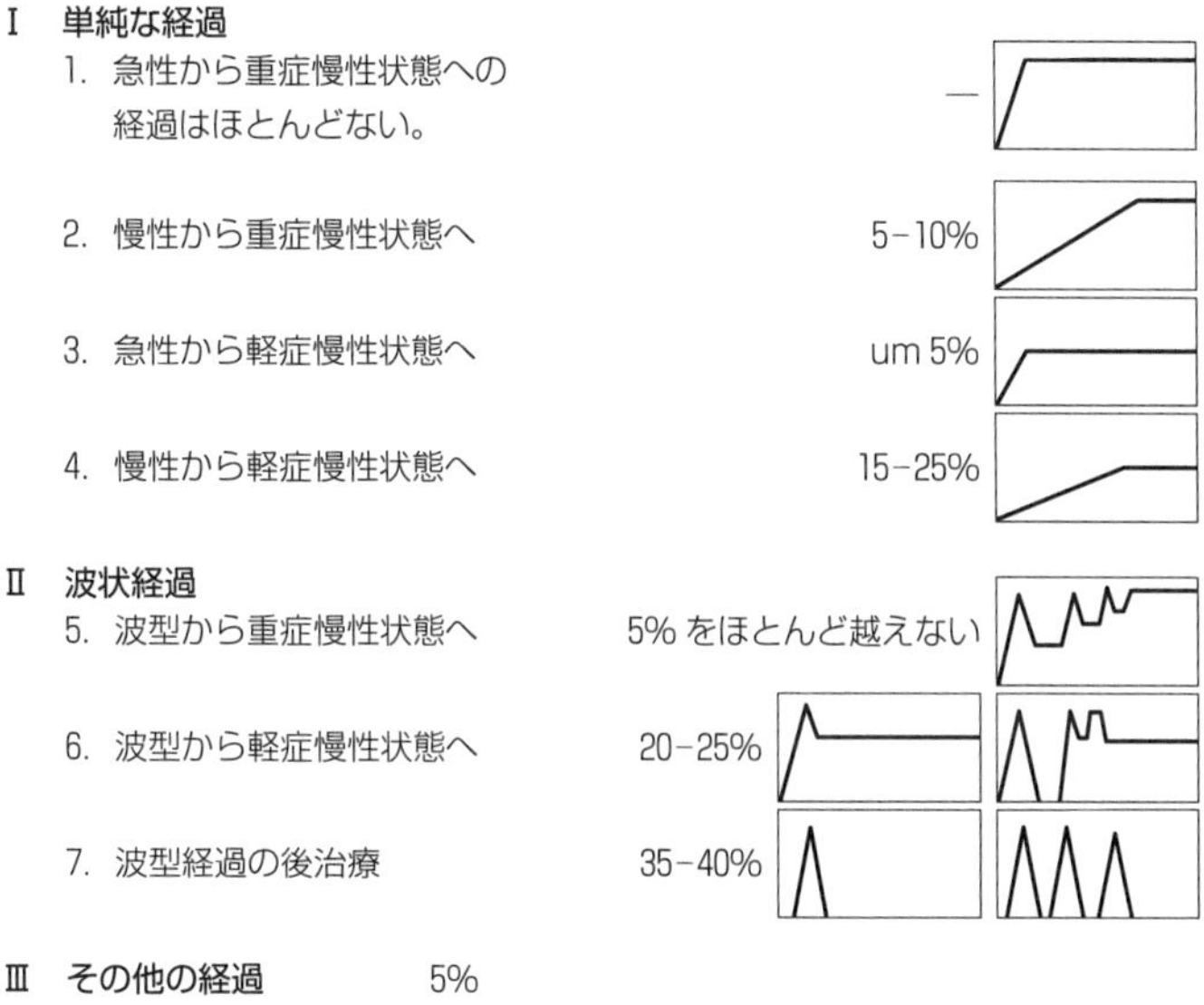


図 3　統合失調症の種々の経過型シェーマ（永年にわたって観察されてきた、選択されていない患者達についての統計による。1967 年に終わる）。数値の境界範囲は（明らかな数字の代わりに）得られた所見の単純中間誤差を考慮して示している。（出典：文献 35）

さらに、「病院治療の有害な点とは、患者の症状がまさに抑圧によってかえって悪化することである。患者は自由を得ることができれば、いっそう健康な状態へと向かう」と、病院や施設の抑圧性と早期退院の必要性を訴えた論文すら残している[34]。

息子のM・ブロイラーによって校訂が続けられた教科書には、もう少し詳細な数字とともに、治療可能性の大きさが語られている[35]。つまり、①平均的には本症は発病後五年以後はもはや悪化することはない

②多くの患者は発病後何年も経過してもなお改善を示し、時には何年もの後に再び健康となることもある

③発病後五年間またはそれ以上経過した後にも、患者のおよそ三分の一はなお急性の改善と悪化を示す。五年間に多少とも安定した状態に達した人のうちのおよそ三分の一は持続的に治癒し、三分の二は慢性の障害を示す。この後者のうちの約四分の一のみがきわめて重症の慢性精神病にかかる

という（図3）。

しかし、ブロイラーの統合失調症概念が広く受け入れられた後も、治療に関する彼の洞察が現実に生かされることはなかった。ことにこの日本では、統合失調症の人々は、大規模な精神病院への長期入院が当たり前のこととされ、「正常な状況、慣れた環境」である地域社会から引きはがされ隔離されて、生涯にわたる収容生活を強いられてきた。

ブロイラーの預言は、百年、裏切られ続けてきた。

## おわりに

私たちが陥っている抗精神病薬の効果に対する神話的盲信について、最近の文献を渉猟することでいくばくかの戒めを行った。これは自分自身の臨床に対する戒めでもある。私自身、実際の臨床では、治療に手詰まりとなっては変薬や増薬に頼ってしまい、結果、多剤投与、大量

投与になってしまうことが少なからずある。それを自覚しても、なかなか多剤の整理や減薬がうまくできているわけではない。そのことへの批判は甘んじて受けるしかないが、最近ＳＮＳなどで声高に叫ばれて流行っている一方的で独断的な薬物療法否定の主張（その多くは「サイエントロジー」と関連している）に与するつもりはない。

私は抗精神病薬の役割について、誤解を避けずに言えば、むしろ肯定的である。ただし、それはより注意深い使用という個別的な努力と、精神医療体制の改革という全体状況の進歩があってのことである。

人間の精神・身体活動に直接作用して日々の生活に大きく影響する抗精神病薬は、もし患者を支える人間関係や社会的支援体制が五割の成功をおさめているのであれば、さらに薬の適正な使用によってその患者の人生の充実を八割にまで高めることもできるだろう。しかし、現在のように薬物治療ばかりが偏重され、そのための医学的管理だけしか行われていないような貧困な支援体制のもとでは、たとえ薬だけで五割よくなったとしてもそれをさらに八割に高めることはできない。ましてや多剤大量という不適切な薬物療法では、五割どころか二割の改善にも達しないだろう。それが、抗精神病薬には期待されたような効果がない、ということの内実だ。

肝心なことは「科学的」と称されることの多くに、実は政治的・経済的な背景や社会の力関係が作用していることを忘れないことである。そして、「科学的」ということは真実であるということと同義ではなく、つねに論争的であることがより科学的であることの条件であると知ることである。

私たちは3・11を経験し、原発や放射能についての解決のつかない相矛盾する科学的言説に巻き込まれ、その背後にある政治的・経済的権力が握っている莫大な利権構造について見てしまった。そしてその一〇年後に、今度は同じことを、新型コロナ・パンデミックとして世界的規模で経験することになった。私たちは、社会と科学の関係にさらに自覚的にならなくてはならないだろう。

抗精神病薬の神話から脱するということは、その真の効用を捨て去ることではなく、精神医療の現実とそれをとりまく社会に目を向け、その変革を志すということなのである。


〔文献〕（人名等を簡略化し項数は省略、翻訳のあるものは翻訳を掲載）
（1）M・エンジェル『ビッグ・ファーマ　製薬会社の真実』栗原千絵子他訳、篠原出版新社 二〇〇五年（原著：二〇〇四年）
（2）米本昌平『バイオポリティクス――人体を管理するとはどういうことか』中央公論新社、二〇〇六年
（3）永田俊彦「分裂病者の『目覚め』の体験と再発」吉松和哉編『分裂病の精神病理』第一一巻、東京大学出版会、一九八二年
（4）高木俊介「遅発性アカシジアによる精神症状　分裂病症状との鑑別診断について」『精神科治療学』五巻、二号、二一三―二一九頁、一九九〇年

(5) Mattes, J.A.: Risperidone: How Good is the Evidence for Efficacy? *Schizophrenia Bulletin*, 23(1), 155–161. 1997.

(6) Berenson: Disparity Emerges in Lilly Data on Schizophrenia Drug. *New York Times*, December 21, 2006.

(7) Lieberman, J.A et al.: Effectiveness of antipsychotic drugs in patients with chronic schizophrenia. *New Engl J Medicine*, 22; 353(12), 2005.

(8) Jones, P.B. et al: Randomized controlled trial of the effect on Quality of life of second- vs first-generation antipsychotic drugs in schizophrenia. *Arch Gen Psychiatry*, 63(10), 2006.

(9) Hugenholtz, G.W.K et al.: Haloperidol dose when used as active comparator in randomized controlled trials with atypical antipsychotics in schizophrenia. *J Clin Psychiatry*, 67, 2006.

(10) Tandon, R et al: World Psychiatric Association Pharmacopsychiatry Section statement on comparative effectiveness of antipsychotics in the treatment of schizophrenia. *Schizophr Res*, 100(1-3): 20–38, 2008.

(11) Peluso, M.J et al: Extrapyramidal motor side-effects of first- and second-generation antipsychotic drugs. *Br J Psychiatry*, 200(5): 387–92, 2012.

(12) Scott, W.W et al: Incidence of tardive dyskinesia with atypical versus conventional antipsychotic medications: a prospective cohort study. *J Clin Psychiatry*, 71(4): 463–74, 2010.

(13) Trollor, J.N et al.: Comparison of neuroleptic malignant syndrome induced by first- and second-

generation antipsychotics. *Br J Psychiatry*, 201(1): 52–6, 2012.

(14) Girgis, R.R et al: Clozapine v. chlorpromazine in treatment-naive, first-episode schizophrenia: 9-year outcomes of a randomised clinical trial. *Br J Psychiatry*, 199(4): 281–8, 2011.

(15) Kendall, T: The rise and fall of the atypical antipsychotics. *Br J Psychiatry*, 199(4): 266–8, 2011.

(16) Leucht, S et al: Are all antipsychotic drugs the same?. *Br J Psychiatry*, 199(4): 269–71, 2011.

(17) Huhn, M et al.: Comparative efficacy and tolerability of 32 oral antipsychotics for the acute treatment of adults with multi-episode schizophrenia: a systematic review and network meta-analysis. *Lancet*, 394: 939–951, 2019.

(18) Stip, E: Happy birthday neuroleptics! 50 year later. *Eur Psychiatry* 17(3), 2002.

(19) Harding, C.M et al: Chronicity in schizophrenia: revisited. *Br J Psyciatry*, 161(suppl 18), 1992.

(20) ワーナー・リチャード『統合失調症からの回復』西野直樹・中井久夫監訳、岩崎学術出版社、二〇〇五年（原著：第三版：一九九四年）

(21) J・セイックラ、T・E・アーンキル『オープンダイアローグ』高木俊介・岡田愛訳、日本評論社、二〇一六（原著：二〇〇六年）

(22) Bola, J.R et al: Treatment of acute psychosis without neuroleptics: two-year outcomes from the Soteria project. *J Nerv Ment Disease*, 191(4): 219–29, 2003.

(23) Francey et al: Psychosocial intervention with or without antipsychotic medication for first episode psychosis: A randomized noninferiority clinical trial. *Schizophr Bulletin Open*, 1, 2020.

(24) Morrson, A.P et al: Antipsychotic drugs versus cognitive behavioural therapy versus a combination of both in people with psychosis: a randomized controlled pilot and feasibility study. *Lancet Psychiatry*, 2018.

(25) Jeste, D.V et al: Considering neuroleptic maintenance and taper on a continuum: Need for individual rather than dogmatic approach. *Arch Gen Psychiatry*, 52(3): 209–12, 1995.

(26) Moncrieff, J et al: Later is not necessarily better: limitations of survival analysis in studies of long-term drug treatment of psychiatric conditions. *BMJ Evid Based Med*, 2021.

(27) 高木俊介「解説　抗精神病薬が再発を『先送り』する可能性」メディカルトリビューン（オンライン記事）二〇二二年一一月九日

(28) Harrow, M et al: Do all schizophrenia patients need antipsychotic treatment continuously throughout their lifetime? A 20-year longitudinal study. *Psychological Medicine*, 42(10): 2145–55, 2012.

(29) Harrow, M et al: Twenty-year effects of antipsychotics in schizophrenia and affective psychotic disorders. *Psychological Medicine*, 8; 1–11, 2021.

(30) Chen, E.Y.H et al: Maintenance treatment with quetiapine versus discontinuation after one year of treatment in patients with remitted first episode psychosis: randomized controlled trial. *Br Med Jounal*, 341, 2010.

(31) Tranter, R et al: Neuroleptic discontinuation syndromes. *J Psychopharmacology*, 12(4): 401–6,

1998.
(32) 伊豫雅臣他『過感受性精神病　治療抵抗性統合失調症の治療・予防法の追求』星和書店、二〇一三年
(33) E・ブロイラー『早発性痴呆または精神分裂病群』飯田真他訳、医学書院、一九七四年（原著：一九一一年）
(34) E・ブロイラー「精神分裂病の概念」『精神医学論文集』向井泰二郎・笹野京子訳、学樹書院、一九九八年
(35) E・ブロイラー（M・ブロイラー：校訂）『内因性精神障害と心因性精神障害』切替辰哉訳、中央洋書出版部、一九九〇年（原著：一九四三年、一九八三年）

補注1：「第一世代抗精神病薬」と「第二世代抗精神病薬」、あるいは「定型抗精神病薬」と「非定型抗精神病薬」という言い方に科学的根拠があるわけではない。当初は、ハロペリドールとクロールプロマジンに代表されるそれまでの薬物が副作用として錐体外路症状が出やすいことから、その点を改良した抗精神病薬を「非定型抗精神病薬」と呼んだが、それを明確に区別するのは困難であった。「第一世代」と「第二世代」という区分は、その点を考慮して九〇年代以後（日本ではリスペリドン以後）に発売された薬をその特性の多様性や「定型抗精神病薬」との連続性にかかわらず「第二世代」と呼ぶことで、新規さと有用性、安全性をきわだたせようという製薬企業の販売戦略の思惑が色濃く

出ている。そのことをおさえた上でも、ここでは便宜上「第一世代」＝「定型」、「第二世代」＝「非定型」として、それぞれ「第一世代抗精神病薬」「第二世代抗精神病薬」に統一表記する。なぜなら「定型」「非定型」を採用することが、本稿で重視する学問的・臨床的な面で不正確となるからである。

補注2：オランザピン（ジプレキサ）のデータ隠蔽に対する裁判について日本語で読めるものは、D・ヒーリー『ファルマゲドン　背信の医薬』（原著二〇一二、翻訳二〇一五、みすず書房）、A・ハリントン『マインド・フィクサー』（原著二〇一九、翻訳二〇二二、金剛出版）など。訴訟の過程で裁判所に提出された内部文書には、オランザピンの副作用である体重増加や高血糖、糖尿病の誘発、自殺率の増加に関するデータがあるが、それらは公式に出版された論文にはほとんど記載されていなかった。

# 抗精神病薬の神話2022 補論1
## ――第二世代抗精神病薬とアカシジア

（二〇二二改訂）

### 第二世代抗精神病薬（非定型抗精神病薬）の普及とアカシジアへの注目

最初の第二世代抗精神病薬、リスペリドンが発売になってすでに二〇年が経ち、臨床現場ではほとんどの医師がまずは第二世代抗精神病薬を第一選択として使うようになっている。第一世代抗精神病薬（定型抗精神病薬）から第二世代抗精神病薬への変化は、なによりも当時、抗精神病薬の大量多剤併用使用が蔓延し、遅発性ジスキネジアをはじめとする重篤な錐体外路系副作用が問題になっている中、明らかに錐体外路系副作用が少ないとされる第二世代抗精神病薬が安全面で優れるものであったということがある。だが、それ以上に、熱狂的ともいえる第二世代抗精神病薬への礼賛があったのは、それがより統合失調症の症状を改善するものであり、陰性症状である認知機能に対しても改善作用があるとされていたためであった。

しかし、このような熱狂は次第に醒めていった。いくつかの大規模な比較試験が行われた結果、第一世代抗精神病薬と第二世代抗精神病薬の両者の間には、当初言われていたような差異はないことが明らかになってきたのである。二〇一一年に英国精神医学会誌（British Journal of Psychiatry：ＢＪＰ）は抗精神病薬が登場して半世紀の歴史を記念した特集を組み、そこであらためて第二世代抗精神病薬の一方的な優越性が否定され、それぞれの薬の個別の特性と患者の個別性に応じて使い分けることの必要性が議論された。これに先立つ二〇〇八年には、世界精神医学会（ＷＰＡ）がすでに両者の効能に差はみられないこと、副作用にはそれぞれのプロフィールがあり、錐体外路症状の出やすさと内分泌代謝系への副作用には優劣がつけがたいことをアナウンスしていた。さらに注目すべきことは、この頃から遅発性ジスキネジアや悪性症候群についても、従来言われてきたような差異はみられないのではないかという報告がみられるようになってきたことである。わが国では日本精神神経薬理学会による「統合失調症薬物治療ガイドライン Ver. 7.1（2015）」は、初発精神病状態における第一選択、維持療法における第一選択としてつねに第二世代抗精神病薬が挙げられているが、その論拠となるＷＰＡやＢＪＰの議論以降の新たな論文はわずかであり、何らかの「認知のゆがみ」があるのではないかと疑わざるを得ない。また、ＢＪＰの議論を受けて翌年Ｍ・ペルトーは、第一世代抗精神病薬と第二世代抗精神病薬の間に錐体外路症状発現について差異がないことを見出し、新世代の精神科医が錐体外路症状を診断する能力を失っているのではないかと指摘している。

このような議論を俯瞰して筆者が思い出すのは、リスペリドン発売当時に「目覚め現象」として一時盛んに議論された、リスペリドンへの切り替え後に起こる不安、抑うつ、そして自殺企図のことである。これは、最初はリスペリドンの効果によって現実に直面させられることの結果ではないかと言われていたが、その後そのような効果は証明されず、「目覚め現象」という言葉も死語となった。A・マッテスは、この現象は前薬の急激なウォッシング・アウトによる過覚醒と離脱症状としてのアカシジアではなかったかと言う。（以上の詳細については文献①（本書所収）を参照のこと）

こうして、第二世代抗精神病薬の登場により克服されたと思われていた錐体外路系副作用が再び注目されてきたのである。ことに、錐体外路系副作用がほとんどないと思われていたオランザピンやアリピプラゾールにおいて、そのアカシジアの多さが注目されるようになった。アカシジアによる患者の苦痛は、本人たちからの訴えを聞いても、そして自ら抗精神病薬を服用してみた精神科医の経験②からしても、おそらく最低最悪の体験なのである。

## アカシジアについて

①アカシジア

アカシジア（a＝否定の接頭語、kahtis＝着座）は、本人にとっては非常に苦痛なものであるにもかかわらず、その症状の愁訴性と多彩さのために見逃されやすい、頻度の高い抗精神病薬の副作用である。歴史的には、特徴的な落ち着きのなさとして古くからその存在に気づかれていたが、前世紀初頭になって特発性パーキンソン病や脳炎後パーキンソン症候群に伴うことから、錐体外路症状の一型であるとされるようになった。しかし、神経学的所見に乏しいことが多く、患者の主観的訴えを手がかりとして診断せざるを得ないために、症候学的位置づけや病態生理的解明は未だに不十分である。近年、脳内の線条体におけるアセチルコリン系の優位と側坐核へ投射するノルアドレナリン系の活動性亢進の両者が関与して、他覚的な運動症状と自覚的な精神症状があらわれるという仮説が提唱されている。[3]

精神科領域では、抗精神病薬の導入直後から「逆説興奮」「パラドックス反応」などの精神運動性不穏が知られていたが、次第にアカシジアとして認識されるようになった。客観症状としては、特に下肢に関して落ち着きのない運動がみられる。これらは、始終手や足を組み直す、貧乏ゆすり、膝を閉じたり開いたりする、足踏みを続ける、などがある。重度になると、一刻もじっとしておれず、苦痛に表情をゆがめながら歩き回ることもある。この時患者に尋ねると、動かずにはおれぬ衝動を述べたり、歩いていると苦痛が和らぐと言う患者が多い。

主観症状としては、不快感、落ち着かなさなどの愁訴、しばしば下肢に限局した異常感覚（蟻走感）を訴える。そのために入眠困難や不眠として訴えられることも多いので注意が必要である。また注意すべきこととして、内的不穏や衝動性が自殺企図に結びつくことがある。D・ヒーリーは抗精神病薬の導入後、副作用による抑うつとアカシジアのために自殺が以前の二〇倍に増えたとすら言う。[4]また、アカシジアが大量飲酒の引き金になっていることもある。（私見では水中毒の引き金にもなっているのではないかと思う。）

②遅発性アカシジア

上記の抗精神病薬服用後まもなく生じるアカシジアに加えて、遅発性アカシジアの存在が知られており、抗精神病薬を長期に服用している慢性統合失調症患者に生じるためにより病像が複雑で診断が困難である。しかし、その頻度は高く、長期入院患者の四〇%にみられたという報告もある。アカシジアの特徴に加えて、①抗精神病薬長期投与後に生じ、②時に抗精神病薬の減量や中断時に出現し（withdrawal akathisia）、③抗コリン薬に反応せず長期に持続する。

また、足踏み運動などの客観症状だけが存在して、内的焦燥感を欠くために、自覚的に訴えられないことの多い偽アカシジア（pseudoakathisia）という亜型もある。陰性症状の強い慢性統合失調症患者によくみられる。主観症状を欠くと言っても、本人が言語化できないだけであって、本人の病状と思われていた我慢のなさや性急さがアカシジアのためである可能性がある。

遅発性アカシジアによる精神症状が慢性統合失調症患者に生じた場合、多弁多動、思考の弛緩や支離滅裂、奇妙な異常体感、幻覚妄想の増悪など統合失調症の症状とほぼ同じ形式で現れることがある。あるいはその場合、アカシジアのストレスによって精神症状が増悪しているとも考えられる。しかし、これらの場合、患者の本来の精神症状との異同を注意深く観察することで鑑別できることも多い。

私は以前、これらの遅発性アカシジアによる精神症状について、患者の訴え方、患者にとっての体験のされ方について違いがあり鑑別診断に資することができることを報告した。つまり、①苦痛を訴えて自ら積極的に治療を求める、②自我異質的（ego alien）なものとして体験されている、③それらの体験には直接的、無媒介的に侵襲してくる他者性が欠如しているという指標を取り出した[5]。

例えば、普段はほとんど会話もなく自らの病的世界に没頭している患者は、あるときから下肢のムズムズ感とともに、「痒さが飛んでくる。天然痘に罹っている、なぐったろうかな、ケンカ売ろうかなと思う」と支離滅裂ながら体感異常や攻撃的衝動性の高まりを訴えて、さかんに湿布を要求して下肢に貼るようになった。同時に不眠もひどくなっていたが、プロプラノロール（β‐ブロッカー）の服用により消失した。

また、入院中のある初老期の女性患者は、夜になると男性の病室に忍び込んだり、男性看護者に抱きついてきて、注意すると激しく怒り抵抗するため性的な逸脱行動をくり返す問題患者として扱われていた。ある時、その行動を非難せず、気楽に性的な猥談を楽しむように話しあってみると案に反して真面目になり、夜になると性器のあたりがムズムズして止められなくなると訴えた。そのために遅発性アカシジアを疑って、やはりプロプラノロールを服用すると以後性的問題行動はピタリとおさまった。

これらは幸いにもプロプラノロールが著効した例であるが、そのような対処がなされる前に、遅発性アカシジアとして鑑別されず、愁訴の多い問題患者とされていたり、夜間の不眠や一日中徘徊を余儀なくされているなど、アカシジアと関連して起こる問題が放置されていることは多いと思われる。

③アカシジア、遅発性アカシジアの治療

頻度が高く、苦痛の多い副作用であるが、治療については困難が多く、また一致した見解がないのが現状である。急性アカシジアの場合は、抗コリン薬、抗不安薬、β－ブロッカーが有効であることが多い。米国ではβ－ブロッカーが第一選択であるが、わが国では抗コリン薬が普通に使われるようである。抗不安薬の中では、クロナゼパムが最も有効性が高い。

遅発性アカシジアでは、抗コリン薬はほぼ無効である。β－ブロッカーが時に著効するが、有効性が明らかでないことも多い。

最終的には、抗精神病薬の減量がもっとも確実な対処法であろうが、それが困難であることが多く、精神症状の悪化との鑑別をしっかりと行い、患者と粘り強く話し合いながら対処法を試みていくことが大切であろう。

〔文献〕

（1）高木俊介「抗精神病薬の神話2022」本書所収
（2）熊木徹夫『精神科のくすりを語ろう　その2』日本評論社、二〇一五年
（3）Stahl et al: The mechanism of drug-induced akathisia. *CNS Spectr*, 16, 2011
（4）D・ヒーリー『精神科治療薬ガイド』みすず書房、二〇〇九年
（5）高木俊介「遅発性アカシジアによる精神症状」『精神科治療学』五巻二号、一九九〇年

# 抗精神病薬の神話２０２２ 補論２

## ——薬物療法と製薬資本〜私たちは健全な二重見当識をもとう

（二〇二二）

### はじめに

「町医者」として「野に下る」開業という道を選ぶ時、「医者という世間知らず」である私たちは様々な不安に襲われる。賑やかだった医局はいつも製薬会社の医療情報担当者（ＭＲ：Medical Representative）が出入りして、それが若い女性だったりするとなぜか先輩医師が急にそわそわしたりの華やかな世界から一人離れていくのだ。いまや大学病院ですら若い研修医は（下手をすると教授ですら）、治療についての最新の知識をＭＲからのレクチャーでまかなっている時代である。もしかしたら、知識の面でもこれからどんどん遅れをとってしまうかもしれない……。

そんな不安に優しく手を差し伸べてくれるのが、様々な便宜やアドバイス、時には開業コンサルタントの紹介から開業資金融資の手伝いをしてくれ、あろうことか開業の不安に対する一流の精神療法までしてくれる製薬企業をはじめとする医薬品業界である。この業界とのつながりを大切にしたくなるわけである。もちろん、ともすれば閉鎖しがちな医者業界から出て幅広い社会勉強として、他業種とビジネス的かつ人間的な交流をもつことは悪いことではない。たとえ、私たちがMRの人たちとの会話が無意識に影響して、日常診療が特定企業の薬を使用した薬物療法に傾く危険が大いにあるとしても、だ。

本稿では、現代の精神医療（あるいは医療全体）に製薬資本がおよぼす莫大な影響について、それが医療を歪めるものとして批判的に述べていく。だからといって、私は製薬企業はけしからんので製薬企業やMRたちとつきあうのをやめよう、などと主張したいのではない。一部の開業医師が陥りがちな「薬屋の連中」に対する尊大で支配的な態度は、単に医師自らの世間知らずコンプレックスの裏返しであるだけではなく、実は製薬資本にとっては願ってもない操りやすいカモになっているにすぎないのである。狭い世間しか知らない精神科医にとって、最近のMRたちのようにスムーズに転職しながら多様な世間を経験してきて、内心けっこう精神科医を批判的にみている人たちとのつきあいは楽しいものでもあり、時には人生の仲間ですらありうる。そのためにも、この〈医療―製薬資本システム〉の背後にある構造を知っていてほしいのである。

## 薬物療法の〈不都合な真実〉

いきなり精神科の治療薬を話題にとりあげては、読者の反発を買うだけであろう。そこで降圧剤について、内科医ですらあまり話題にすることがない〈不都合な真実〉について紹介してみたい。エビデンスに基づく医療（Evidence Based Medicine：ＥＢＭ）では日本をリードする医師の書籍[1]からの引用である。

著者の名郷は、まず降圧剤を服用するのは血圧を下げるためではないということから出発する。なぜなら高血圧自体は「疾患」ではないからである。ならば降圧剤を服用するのは脳卒中を防ぐためであり、その効果は如何ほどなのかという問いをたて、ＥＢＭを駆使して以下の結論を導いている。つまり、降圧剤の服用によって脳卒中を防ぐという根拠は、「絶対危険減少」で四％の減少、「治療必要数」では降圧剤服用者の二五人に一人しか予防できておらず、結局「薬を飲まなくても九〇％は脳卒中にならない」という。このＥＢＭを使った結論をどう臨床に生かすかは、まったく医師‐患者関係の中での具体的な検討に任せられているのである。だが、現実には高血圧の基準は年々厳しくなり、降圧剤の服用者が増えているのが現状である。この背景に製薬企業と学会の産学協同があることは想像に難くない。

ついで、抗うつ薬について。すでに各種抗うつ薬の効果にたいした差がないこと、鳴り物入りで登場したＳＳＲＩ（選択的セロトニン再取り込み阻害薬）やＳＮＲＩ（セロトニン・ノルアドレナリン再取り込み阻害薬）に旧薬と比べて明らかな長所はないことや、それどころか重症のうつ病については旧薬の効果が優ることが、いくつかのメタ分析[2][3]によって明らかにされている。さらに、抗うつ薬全般についてその効果はプラセボと比べてあまり差がないこと（治療必要数＝10、つまり投与された一〇人に一人に有効であること）がわかっている[4]。ただ、私たち医師にとってなぐさめとなることは、抗うつ薬であれプラセボであれ、それが医師によって処方されると明らかに有効性が高まるという事実である。(5)

抗精神病薬については、私自身の論説を紹介しておく。(6)(7) 統合失調症の治療は抗精神病薬の登場により格段に進歩し、神経系副作用の少ない第二世代抗精神病薬がさらにそれを進めたと言われている。しかし、実際には第一世代抗精神病薬に比べて第二世代抗精神病薬の有効性が証明されたわけではないし、第二世代抗精神病薬の内分泌系や心血管系に対する副作用によって長期的な害が増すかもしれないという危惧すらある。さらに、統合失調症の長期的予後が非薬物療法時代に比べて改善したという証拠すら、実はないのである。これらの事実はすでにWPA（世界精神医学会）も認めてアナウンスしているが、日本ではほとんど議論されることがない。抗精神病薬は前世紀の末から約三〇年間、製薬会社に莫大な利益をもたらした。そのための戦略として、WHO（世界保健機関）の「疾病がもたらす人生への負担」（DALY：(disability adjusted life years）が利用されたし、患者会や家族会など当事者組織、精神科医以外の職種も第二世代抗精神病薬のプロパガンダに巻き込まれたのである。

## 製薬企業の情報戦略

それでは、このような情報が一方に厳然として存在し、誰でもアクセス可能となっているにもかかわらず、なぜ表だって語られることがないのであろうか。明らかなことだと思うが、もちろんそれは情報の圧倒的な量の違いであり、さらにその流通規模の格差であろう。さらに残念なことであるが、多くの情報が英語であり、私たちの多くが開業するとともに英語とは縁が薄くなるからである。

後者の言語の壁についてはたとえば、日本でパロキセチンが売り出された時の世界的な状況とのズレがある。日本でグラクソ・スミスクライン社（ＧＳＫ）がパキシルを売り出したのは二〇〇〇年であるが、その時にはすでにＳＳＲＩを筆頭とする抗うつ薬の抗うつ効果に対する疑問がメタアナリシスによって提出されていた。[8]また、この薬の依存性についても多くの報告が上がっていたにもかかわらず、ＧＳＫ社はパキシルを抗うつ薬としてではなく、より依存性が危険視されていたベンゾジアゼピン系抗不安薬に替わる抗不安薬として売り出そうとしていた。ＧＳＫ社は「全般性不安障害」という病気を、たとえば「人間アレルギーがあるなんて！」という巧みなキャッチコピーで宣伝（疾病喧伝：disease mongering）することで、パキシルの市場を急速に開拓した。そのやり方は、全米マーケティング大賞を受賞している。[9]

このような動向は日本ではまったく知らされないまま（もしかしたら大学の研究者たちは知っていても言わなかっただけかもしれないが）、パキシルは新しい抗うつ薬として大々的に売り出されたのである。英米ではすでに問題視されていながら、積極的には知らされなかったこの新薬の依存性によって苦労させられた精神科医は、（私を含め）多くいたはずである。

情報量と流通量の圧倒的な格差については説明するまでもないだろう。最近の新薬特許切れの市場停滞と直近のコロナ禍の影響のためにＭＲの数は減少しつつあるとはいえ、国内には五万人以上ものＭＲが活動しているという。[10]そのＭＲの活動に若い初心の医師たちの教育が任されているかのごとき現状がある。「彼ら（ＭＲ）は、巧みな営業トークによって、いつの間にか、精神医学の「客員教授」のごとき地位を得ている。私どもは、気が付けば製薬会社に教えていただくような立場に成り下がり、教授の指導に従う研修医のように、ＭＲの声に耳を傾け、薬剤のパンフレットを精神医学の教科書とみなすようになった」と井原は苦言を呈している[11]。

情報量の格差はそれだけではない。ネットやテレビなどのメディアを通した製薬企業のプロパガンダは、消費者である一般市民に直接行き渡る。「メンタルヘルスの健康情報サイトの四二％もが、製薬会社が直接運営あるいは出資するウェブサイトであり、製薬産業から経済的に独立したサイトに比較して、生物発生的な説明と医薬品を過度に強調している[12]」ことが知られている。患者がこのようなサイトやテレビＣＭから得た知識をもって私たちのもとを訪れた場合、その知識を否定するのは難しい。権威はいまや医師個人にあるのではなく、ネットを含むマスメディアの中にあるのだ。

それでも私たちは、製薬企業からＭＲを通じて多くの貴重な情報を得られていると思っている。その内実は果たしてどうなのだろうか。製薬企業の美しいパンフレットから得られる情報を私たちはエビデンスに裏打ちされたものと信じがちであるが、そこにあげられた証拠となる論文の多くは今やゴーストライターによって書かれたものばかりである。さらにそこで使われる手法であるＲＣＴ（無作為ランダム化試験）は、それによって単に無効ではないであろうと推測されるにすぎないものであるにもかかわらず、あたかも有効性が証明されたものと思わされるようになっている。そして無料で配布される便利な評価尺度は、目的の製品の使用に照準が合わされているのである（rating-scale mongering）[4]。製薬企業の目的はあくまでも収益なのだ。

## 医療界の反省

製薬資本があたかも医師のモラルを劣化させた原因であるかのように書いてきたが、井原も言うように「臨床の荒廃を製薬会社の疾患啓発のせいにすることは、天に唾するに等しい[11]」であろう。製薬企業が批判への統一見解として言うように「私どもは、企業倫理コンプライアンスに則って疾患啓発を行っております。病気かどうかを判断なさるのは、あくまでお医者さんです。先生方にはつねに適切な処方をお願い申し上げて[11]」いることもまた真実なのである。「睡眠導入剤」「退薬症候群」など、患者に忌避されたり薬の副作用を示唆する「睡眠薬」「禁断症状」というコトバをマイルドに言い換えただけの製薬企業のマーケティング戦略に無批判に乗っているのも、大学研究者も含めた私たちなのだ。

製薬企業が企業倫理として掲げようとしている医師への謝礼等の公開（補注1）についても、積極的に反対して世間のヒンシュクを買っているのは医師の側である。「武田薬品工業が公表した一二年度の「企業活動と医療機関等への資金提供に関する情報」によると、一年間に支払われた「原稿執筆料等」は一三億七〇九九万円。大学病院の医師から町の開業医まで、幅広く網羅されている。すでに個別の名前は開示されているものの、金額は総額だけだ。この個別金額の開示を断固阻止しようという医師が圧力をかけているのだ。東日本の大学病院のある教授は、次々にメーカーのMRを呼び出しては恫喝している、と業界内で話題になっている[13]」というような世間の目を前に、私たちは襟を正さねばならない。

また、私たちの日常業務をぬって行う勉強会は、多くの点で製薬企業におんぶに抱っこ状態となっており、それに対してはお金がないと何もできないという言い訳が用意されている。その代表が学会であるが、大手の学会で製薬企業の援助なしに成功した例がある。第五〇回日本児童青年精神医学会である。残念ながら次回に引き継がれることはなかったが、医師の勉強は紐付きでなく行うことが可能であることを証明した貴重な経験であろう。「製薬企業からの寄付を求めないために」参加費を二〇〇〇円値上げし「開催趣旨に賛同された名誉会員・会員・一般市民の方々からご寄付を二〇〇万円、京都市から助成金を三〇万円いただくことができました。収入と支出が等しい懇親会費や弁当代などを除くと、収入は約二五四〇万円となりました。一方、支出は一六六〇万円で済み、余った八九〇万円は全額学会へ上納」したという。この学会の主催者は、「製薬企業の助けを借りなくても総会を開催することができた事実を、理事の先生方だけではなく学会員の皆様にも重く受け止めていただきたいと思います」と主張している[14]。この姿勢はぜひ見習っていきたいことであり、私たちは町医者という野に下った武士の道を自ら選んだのであるから、たとえ貧することがあれど、武士は食わねど高楊枝の姿勢でありたい。

## おわりに

統合失調症の人たちの人生をみると、時に驚くべき精緻な二重見当識によって自らの自閉的世界を守りながら、厳しい現実を渡っている人がいる。私たちも目の前の患者を診て持てる力の限りをそそぐ二人称世界と、様々な利害が錯綜した資本主義と医療産業に引き摺りまわされる世界という統合の失われた世界の中で仕事をしている。そうであっても、私たちはそれがいかに不完全なものであろうと薬物療法を手放すことはできないし、その発展への期待を捨てることもできない。この世界の中で、製薬事業を担う人たちとの誠実なつきあいによって薬物療法の恩恵を最大限に引き出しながら、企業利益にしか興味をもたない製薬資本総体という怪物的収奪装置による危害をうまく避けるために、私たちもまた堅実かつ健全な二重見当識をもたなければならないのだろう。

いまや、抗うつ薬も抗精神病薬も、製薬企業にとってはうまみのなくなった分野であり、その分野から資金を撤退させつつあることが薬理学系の研究室には危機感を生んですらいる[15]。だが、今後の大きな問題は、認知症と自閉症スペクトラムの分野であり、抗不安薬、抗うつ薬、抗精神病薬についてここに述べてきたのと同じ事が繰り返される懸念がある。すでに多くの人たちによってその危惧が指摘されている[16]。今後の推移を見守りたい。

［文献］

（1）名郷直樹『治療をためらうあなたは案外正しい―ＥＢＭに学ぶ医者にかかる決断、かからない決断』日経ＢＰ社、二〇〇八年

（2）Kirsch I, et al : Initial severity and antidepressant benefits: a meta-analysis of data submitted to the Food and Drug Administration. *PLoS Medicine* 5(2), 2008

（3）Fournier JC, et al: Antidepressant drug effects and depression severity: a patient-level meta-analysis. *JAMA*. 303(1):47-53, 2010

（4）Ｄ・ヒーリー、田島治監訳『ヒーリー 精神科治療薬ガイド』第五版、みすず書房、二〇〇九年（原著：二〇〇九年）

（5）Ｉ・カーシュ、石黒千秋訳『抗うつ薬は本当に効くのか』エクスナレッジ、二〇一〇年（原著：二〇〇九年）

（6）高木俊介「抗精神病薬の神話―統合失調症に対する薬物治療への盲信から脱するために（前編）」『統合失調症のひろば』第一号（特集：統合失調症に治療は必要か）、二〇一三年

（7）高木俊介「抗精神病薬の神話―統合失調症に対する薬物治療への盲信から脱するために（後編）」『統合失調症のひろば』第二号（特集：治るってどういうこと?）、二〇一三年

※（文献６）（文献７）は「抗精神病薬の神話２０２２」と改訂して本書に所収

（8）Kirsch et al.: Listening to prozac but hearing placebe: A meta-analysis of antidepressant medication. Prevention & Treatment 1, 1998

(9) 高木俊介「精神医療というマーケット—新たな『産学協同』における精神医学の役割」『精神医療の光と影』日本評論社、二〇一二年
(10) 株式会社メディサーチ「製薬企業のMR数および予想」〈http://www.medisearch.co.jp/doukou_MRnumber.html〉
(11) 井原裕『生活習慣病としてのうつ病』弘文堂、二〇一三年
(12) Read, J et al: A literature review and meta-analysis of drug company-funded mental health websites. *Acta Psychiatrica Scandinavica* 128, 2013
(13) FACTA ONLINE、「山吹色」医師らが製薬会社口封じ。二〇一四。〈http://facta.co.jp/article/201404006.html〉
(14) 門眞一郎。「第50回総会を振り返って」『児童青年精神医学とその近接領域』五一巻三号、三五二—三五三頁、二〇一〇年
(15) 加藤忠史『岐路に立つ精神医学—精神疾患解明へのロードマップ』勁草書房、二〇一三年
(16) 名郷直樹「早期診断・早期治療の功罪—医療化の功罪」『精神科治療学』二八巻一一号、一四〇一—一四〇六頁、二〇一三年

補注1：わが国では「マネーデータベース『製薬会社と医師』」によって、製薬会社から医師個人や大学や病院などの研究施設に支払われた金額を二〇一六年度分より調べることができるようになった。〈https://db.tansajp.org/〉

# 精神医療と暴力
## ――暴力を生む構造と私的暴力史

（二〇二〇～二〇二一）

### 0．はじめに（暴力が身近にあった頃）

「暴力」は、とても身近だった。

精神病院にはじめて勤務したその日、急性期病棟に医者がいないということで、私はほとんど経験のないまま、急性期病棟に案内され看護師たちに紹介された。その時、急にナースステーションの扉が開けられ大声が響き渡った。大きく目を見開いた仁王像のように憤怒を全身にたぎらせた男が「お前らな！」と飛び込んできて、ドアの脇にあった椅子を取り上げようとした。咄嗟に男性看護師が二人、「何をするんや！」と男に負けない声を張り上げ男を羽交い締めにすると、男を引きずってナースステーションの角にある保護室に押し込め、バタンと大きな音を立てて鉄扉を閉ざした。一瞬の出来事であった。看護師は私に近づくと、さて、新しいこの若い医者は何を言うだろうかという表情で、「注射、打っときますか」と聞く。私はうろ覚えの薬の名前を言う。そんな少ない量で？　とでも言いたげに、看護師はテキパキと注射を用意すると、二人で保護室に入っていった。後は彼と二人の怒鳴りあいの声が響いていた。

大学病院での短い研修経験しかなかった私は、その看護師から抑制帯と言われるごつい綿の入った紐の結び方を教わった。素早い看護の手技は実際見ていて気持ちのよいものであったし、教えてくれる看護師の表情には医師に対して教授することの喜びが浮かんでいた。

一〇年近くいた、それでも精神医療改革運動の旗頭として誉れ高かったこの病院での出来事は、後々書き綴る。ここでは私もまた、「力」の行使に酔いしれていたことを、最初に書いておきたい。

のっけにこのような体験をした私は、それでも看護の暴力的な振る舞いは、それが治療の一環として精神医療につきものであるならば、主治医が矢面に立たねばならないと考えた。そのために、不穏でいかにも何かを起こしそうな患者がいると、保護室に隔離したり拘束したりするために、患者をこちらから挑発した。診察と称して、後ろに男性看護師を控えさせて、患者を怒らせるのである。それでもそっぽをむいてこの場をやりすごそうとする患者には、こちらから挑発的に手を引っ張るようなことまでしていた。そのようにして、病棟で起こるトラブルやそのために看護が「致し方なくする暴力的防衛」を防ごうと本気で思っていたのだ。

地域機関や家族に頼まれると、往診を頻繁にした。もちろん当時のことであるから、入院させるための往診である。何度も同じような経験をしている患者は、玄関口に私たちの気配を感じるやいなや、裏口だろうが二階の窓からだろうが、脱兎のごとく逃げ去る。それを追いかけて、路上で組み伏せる。もちろん、こちらはあなたの病気が非常に悪く治療を要すること、このままではこの家に住めなくなることなどを話すのだが、それが組み伏せて馬乗りになったところで言われるのだから、患者に納得がいくわけもない。武術や格闘技の心得があるという患者には、文字通り「布団で簀巻き」にしたこともある。しばしば警察や家族に同じようにされた状態で緊急入院となる患者もいたことを考えれば、それを主治医の責任として行うことはよいことだと信じていたのだ。

そのようにして拉致するように入院させても、一定数の患者は数ヶ月のうちにすっきりと良くなる。退院の時には「先生にあの時来てもらわなかったら大変なことになっていました、ありがとうございます」と感謝される。いくつもの精神病院を経験してきた患者からは、「この病院は自由だし、看護師さんもやさしく話を聞いてくれるのでよかったです、これからもこの病院でお願いします」と言われる。

このようにして、私が何度か往診して入院することを繰り返しながら、伴侶をみつけて幸せな結婚生活を営むことができている患者がいた。だが、再発して離縁となった。私はその時、この病院をすでに去っていたが、家族の希望で私が往診して入院を説得することになった。その時、かつては穏やかな笑顔で感謝を述べてくれていた患者は、私を見るなり恐怖にひきつった顔になった。「どうしてあなたがここに来るんですか、もう辞めた人じゃないですか、入院はしません、私に触らないで」と叫ぶように私に罵声を浴びせ続ける彼女を前にして、私は呆然としているしかなかった。

病棟では、患者に対する「からかい」も日常的であった。ちょっとした不安があると何度も同じ事を確認してくる患者がいた。彼の表情や動作のぎこちなさは、普段からちょっとしたからかいの対象であった。同室の患者からも、職員からも。彼の確認がはじまると皆辟易となるのだが、彼の面倒をよくみて外出や外泊の世話をし、病院の病棟開放運動を先導してきた熱心な看護師が、ほとんど悪気なく彼の確認をやめさせようと、彼がもっとも恐れる結果を彼に伝える。彼は目をむいて天を仰いで悲鳴をあげ、そして看護師は彼の執拗な確認行為から解放される。その彼の動作の大仰さと身も世もあらぬ悲嘆の声が、ナースステーションの大笑いの種になるのである。しばらくその様子が続くと、その「機転をきかせた」看護師が彼を隔離室に連れて行く。そうして看護師たちの仕事はふたたびいつものように回り出す。その場に私がいたときも、私もまた、自分の中の違和感を押し殺して笑っていた。苦笑であることを演出しながら。その時の自分の情けなさは、今もって慚愧に堪えない。

## 1. 精神病院という全制的施設と暴力——神出病院事件から

世間が新型コロナ・パニック一辺倒であった二〇二〇年三月はじめ、コロナ・パンデミックに占められた紙面の片隅にひとつのニュースがひっそりと——それはほんとうにコロナにまぎれて目立なくしているがごとくにひっそりと、流された。

《患者を裸にして放水、キス強要や監禁も　看護師ら六人逮捕「リアクションが面白かった」神戸・神出病院》（神戸新聞／二〇二〇年三月四日）

見出しだけでも驚愕であるが、詳細はさらにひどい。「統合失調症などがある複数の入院患者を虐待したとして、兵庫県警捜査一課と同県警神戸西署は四日、監禁や準強制わいせつなどの疑いで、神戸市西区神出町、「神出病院」の元看護助手の男（27）＝神戸市西区＝ら六人を逮捕した」「元看護助手と二六歳、三三歳の看護師の男の逮捕容疑は二〇一八年一〇月三一日未明、六三歳と六一歳の男性患者の体を押さえ、無理やり互いにキスをさせた疑い」。

別のマスコミ報道によると、「『容疑者たちのスマホから、男性患者同士で性器をくわえさせるなど三〇本以上の虐待動画が見つかりました。動画には〝やべえ〟〝やめとけ〟などと笑いながら話す容疑者らの声も収められており、彼らは動画をLINEで共有していた。警察は少なくとも一年以上、虐待が続いたとみています』（前出・全国紙社会部記者）」とあり、単なる暴力以上に人間に対するおどろおどろしい冒瀆行為であった。実際、犯行に及んだ看護者らは「患者のリアクションが面白くてやった」と述べており、その行為にためらいや後ろ暗さ、ましてや罪悪感はなく、「楽しみ」として行っていたと思われる（補注1）。

また、「精神医療の身体拘束を考える会」のこの事件に対する声明には、「（当会にも）院内で看護師が患者を殴る、投げ飛ばしたが内部でもみ消されたなどの情報も寄せられている。『なぜ、日本の精神医療は暴走するのか』（佐藤光展著、講談社、二〇一八年）の第一〇章にある、山梨県甲府市の精神科病院の看護師長が患者の両眉を剃り落した事件も起きている。

精神科病院内で虐待は広く発生していると考えられる」とも書かれている。神戸の新聞報道の続報では、「県内の別の精神科病院で最近まで勤務していた二〇代の男性看護師は、嫌がる高齢の女性患者を看護師が押さえつけて髪の毛を切ったり、スタッフが言うことを聞かない患者をたたいたりする場面を目撃したこともあったという」（朝日新聞／二〇二〇年三月二四日）とあり、神出病院の事件が、今の日本の精神医療の中で、なお氷山の一角にすぎないことがわかる。

このような事件がコロナ・パニックの中に埋もれてしまい、一般の注目をひかずに終わってしまう。あるいは、一般の市民社会とは関係のない精神病院の問題とされたり、精神医療関係者にとっても自分の病院とは縁遠い「神出病院」という質の悪い病院に限られた問題であると済まされてしまう。そのような、遠い世界の問題、自分たちの日常生活とは関係なく隔絶した世界の他人事であるとされてしまうのが、今の日本の精神医療をめぐる現状であろう。

日本の精神病院は、全国で三三万ベッド（二〇一九年）、病院数で一〇〇〇を超え、しかも診療報酬の制限のために治療体制は貧困なままにおかれている。医師数も含め、職員数は圧倒的に足りない。そのためもあって、病院は多くの長期入院患者を抱えている。精神病院は精神疾患の治療に専念できるものではなく、社会学者E・ゴッフマンの言う「全制的施設（total institution）」に相当するものである（E・ゴッフマン『アサイラム』誠信書房、一九八四年）。全制的施設とは「生活の全局面が同一場所で同一権威に従って送られる」「構成員の日常活動の各局面が同じ扱いを受け、同じ事を一緒にするように要求されている多くの他人の面前で進行する」「毎日の活動の全局面が整然と計画され、一つの活動はあらかじめ決められた時間に次の活動に移る」「様々の強制される活動は、当該施設の公式目的を果たすように意図的に設計された単一の首尾一貫したプランにまとめあげられている」ことを特徴とする施設である。そして、「そのような施設では多くの監督される側と少数の監督する側の間に根源的裂け目があ」り「それぞれのグループは、相手側を偏狭な敵意のこもった紋切り型で捉える傾向があり、職員は被収容者たちをこすからく・隠し立てをする・信用ならない連中と見、被収容者は職員をお追随屋で・頭が高く・卑劣な奴らと思っている。職員は一般に自分たちが優位にあり、正義の味方と感じており、被収容者は少なくとも何らかの点で、劣位にあり、卑小で・非難に値し・負い目があると感じている」という。

現代日本において、精神病院はこのような全制的施設の代表であると言ってよいだろう。神出病院事件は、この全制的施設における構造的差別が、それを体現した職員から患者への悪質な虐待行為として行われたのである。全制的施設の中では、治療と矯正、治療と規則違反に対する罰則の間は曖昧であり、強制入院下での罰則は暴力と連続し、強制的治療と暴力的抑制や威嚇との境界も曖昧になる。これらの曖昧なままに暴力に近づく行為を、職員は「正義の味方と感じ」ながら行うことができるのである。

何が暴力で何が暴力でないかという境界は、非常に曖昧である。現代社会全般に言えることであるが、ここで問題にしている治療行為から収容までの行為を抱えている精神病院という施設のような、あまりに多様な力が存在している世界を考えようとすると、あれは治療だ、これは暴力だ、というかみ合わない議論が続くことになる。

しかし、日本語では、たとえば権力も暴力も同じ「力」という文字を含んで、同一意味のうちに並ぶ言葉とされやすいが、英語では前者の力をforce、後者の力をviolenceとして区別している。前者は国家権力など支配の維持や正当な強制力として使われ、後者は外部からの侵害、破壊、つまり狭義の暴力として使われる（酒井隆史著『暴力の哲学』河出書房新社、二〇〇四年）。この区別が曖昧になると、たとえばデモの中で周到に準備された占拠のような「非暴力直接行動」が「暴動」とされ、権力者の側からの非難の対象として暴力的イメージをまとわされて否定的に報道されることになる。

従って、この国の言葉を使いながら日々暮らしている私たちは、この暴力と非暴力的なるものを曖昧なままに、日々の仕事のなかで様々な「力」を行使していると言えるだろう。そのような暴力への坂を滑っていきやすい仕事の一つとして、私たちが日々携わる精神医療の仕事がある。

このことをしっかりと意識したうえで、精神医療と暴力の問題を考えていきたい。そのため、冒頭に神出病院事件における、患者への明らかな「暴力」をとりあげたが、次には私たちの日々の治療行為の中に潜んでいる「暴力」について考えてみたい。病院の治療行為と公式にはされている「拘束」の問題である。おそらく、精神医療に携わる者で、現在拘束のすべてをなくしてやっていけると考えている者はいないだろう。それは私たちの治療技術の低さでもあり、精神医療という医療制度の貧困のためでもある。だが、ここで考えておきたいのは、それを暴力を潜めた治療行為であるということの自覚がないことから生じる、暴力の蔓延ということである。

最近でも精神科における身体拘束の問題については、それが老人の医療・福祉的処遇にも関連をもっているということで、論争が高まってきているということはある。身体拘束も患者の側から見れば、多くの場合に暴力のひとつとしてとらえられる。まずは、その問題をとっかかりとして考えてみたい。

## 2. 隔離・拘束に潜む暴力について――隔離・拘束批判とその反響

NHKの『クローズアップ現代』『バリバラ―障害者情報バラエティー』『ハートネットTV』では、近年、精神病院に限らず一般の老人医療についても、身体拘束の実態を批判的な視点から報道するようになっている。たとえば、『クローズアップ現代』(二〇一九年九月一一日放送「身近な病院でも！なぜ減らない〝身体拘束〟」)では、一般病院での高齢者の拘束を扱った。この時に、放送と同時にネット上での炎上が起こっている。「こんな拘束批判はおかしい！」「拘束批判をする者は何を知ってるんだ！」「NHKはやっぱりマスゴミだ！」等、テレビの報道の視点がおかしいという意見が噴出したのである（現在もネット上のＮＨＫサイトで見ることができる）。

前出の「精神医療の身体拘束を考える会」によれば、この一〇年間で精神医療における身体拘束は二倍に増え、一日一万人が拘束中である。会の代表である長谷川利夫（杏林大学）が自分が拘束されている写真で集会を呼びかけたことがあり、それを私がネットで広めたところ、その記事のコメント欄に大量の反論があったことがある（補注２）。こういう精神医療の現実を一般市民の方に知って欲しいと書いたことに対して、「専門家が市民に知らせないといけないのはそんなことではないだろう」という反論で私の記事のコメント欄が炎上した。そういういくつかの自分の経験を見渡してみて、私たち医療従事者、福祉従事者が、隔離拘束はいけないという発言や報道に対して、どのように反応しているのかということはおおむね次の三点にまとめられる。一つは対象者の問題、二つめは自分たちの問題、そして第三者の問題である。

対象者の問題とは、「点滴が必要な患者さん、点滴をしないと命を落とす患者さんを抑制しないでどうするのか」「抑制はいらないという医療者は、医療者の責任を全うしていない」など、対象者に拘束をしてでも治療が必要だという論点である。

自分たちの問題というのは、「職員、スタッフ、我々の安全をどうしてくれるのか」ということであり、これに反論することはなかなか難しい。

最後の第三者に関する議論は、報道の姿勢に対するもので、「マスコミは理想論ばかり言う」「マスコミは現実を見ていない」というものだ。もう少し具体的になると、「自分たちはマンパワー不足の中で頑張っているのだ。それなのに自分たちをバカにするようなことを言うな。自分たちが悪いことをしているようなことを言うな」ということである。

まず最後の点について反論しておく。「自分たちをバカにするな。本当は努力しているんだ。理想論を言うな」というコメントである。「理想論を言うな」ということは、言っている当人が理想とは何かということを知っているということだ。本当に現場で努力しているのであれば、その努力の先に理想を持っているだろう。にもかかわらず、外から批判されたと感じた時には、それはただの理想だと反駁する。これは、自分たちが現場で努力して求めているものを、自分で否定することである。このようにしか言えない時、人は現場でただ巻き込まれ、あがき、もがきながら怒っているのである。現場でどんどん溜まってくる自分たちの不満と怒りを、理想的なことを言う相手、自分たちのやっていることを批判するマスコミに対して向けているだけである。現場のマンパワーが不足しているという制度の問題があるのだということは、本当は自分たちがいちばんよく知っているはずなのだ。

このような批判の仕方、自分たちの現実主義こそ正しいのだという議論に対しては、かつて政治学者の丸山眞男が痛烈に批判している（「現実主義の陥穽」平凡社ライブラリー『丸山眞男セレクション』一九五二年）。丸山によれば、私たちが「現実」と捉えているものは、今自分の目の前にある既成事実だけをピックアップしたものである。ピックアップして見ているもの以外の現実、すなわち自分が関わっていない多様な現実というものを無視している。しかもそれが自分たちが選択した意見だと思っているが、実は外部の別の力である権力や世論によってその選択の方向が誘導されていることを自覚できないのだ。「理想論ばかり言って現実を見ていない」という批判者への見事な反論である。

第一の議論、対象者の問題については、たとえば以下のような意見があった。いくつかの同じ内容の意見をまとめると、抑制をしなかったために前途のある若い看護師が大けがをして看護師を続けられなくなってしまった事例がある。抑制さえしていればそういうことは起こらなかったのだ。しかも抑制をしないならば看護者たちはその患者につききりになるから、他の患者に最良の医療ができないだろう。あなたがもしその病棟にいる患者の家族だとして、自分の家族が世話を受けておらず、抑制が必要な人の世話ばかりしていたら、それでも抑制をしないでとちゃんと言えるのか？　そして患者の対応以外にもたくさんの仕事があって、それを時間内に済ませなければいけない現実の状況を理解しろ、というような意見である。

だが、本当に「抑制しなければいけない」とされている患者は、治療法は抑制しかなかったのか。もっと分析して代替の治療を考える余裕は必要であろう。そして、どうしても抑制をしなければいけないのであれば、「残念ながら今の我々の力では抑制しないといけないけれども、その後の治療には責任を持ちますから。申し訳ありません」という態度になるはずだ。中井久夫は、一九七〇年代すでに、患者を保護室に入れる時には患者とその家族にまで、「今はやむを得ずこうするしかないけれども、必ず治療に責任を持ちますので、このようなことをする非礼をお許しください」と言っていたという。

スタッフが大けがをしたということについても同じである。もっと先にその時の患者の状況、治療の状況、そしてそのスタッフの状況などについて、どこにどう抜け落ちたところがあったのかを分析することが、まず治療であり、今後の事故の防止につながる。抑制しないからこうなった、というのでは、あまりにも短絡的というものだ。そのような検討抜きに、これが現実であるとして議論に差し出すのは、マスコミの理想論はけしからん、現実はこうだ、という議論と同型であり、その反論もまた同じである。

これらの批判者の意見から見えて来るのは、自分がいる現実のシステムが貧困の中に置かれており、自分はその被害者であるという意識と、自分たちは拘束という正しい選択肢をきちんとやっているのだという情報独占から生まれる特権意識である。この被害意識と特権意識が混じり合っているのが、私たち医療者が、拘束はいけない、隔離はいけないと日常の行為を批判された時にする反論の実態である。

次に職員の安全を守るための隔離・拘束という考え方である。これもやはり、現実の治療行為の中で切実な問題であることは押さえておかなくてはならない。ただし、このことはもう少し広い文脈の中で考えるべきだろう。精神医療の中で、「患者の暴力」はどのような状況で生じるのか。どのような性質のものなのか。

精神医療における暴力について考えると、まず精神医療従事者の頭に浮かぶのは、精神病状態における患者の暴力である。患者が精神医療という自分ではどうにもならない現場に強制的におかれた時、まず感じるのは暴力的な気持ちではなく、無力感である。そして、さらに恐怖、不安である。それは精神病院という見知らぬ場所にふいに押し込められたことに対する恐怖でもあるし、治療に対する恐怖でもあるし、同時に自分が今体験しているこの病的体験への恐怖でもある。まずほとんどは、患者の内面に生じているそのような複合的な恐怖への反応として考えていかねばならないし、それはまったく完全にということではなくても、治療者にとっては可能な道であろう。

もうひとつ暴力で問題になるのは、人格障害とか衝動制御障害などの精神科診断名で呼ばれている人たちによるものがある。ただこれについては保留が必要だ。なぜなら、これは精神医学にとって何ら決定した事実ではないからである。いわゆる精神病ではない、理性の中で振るわれるような暴力を精神医療の対象にするのかということの是非が、まず議論されなければいけないだろう。ところがＤＳＭなどの精神科診断基準は、そういう行為をすべて精神医療の対象として取り入れようという方向にある。これは本来医療の問題ではないだろう。現代の、停滞し閉塞し、現実社会に暴力が蔓延していく兆候のある世界では、暴力をすべて精神病理的に捉えて、法律の問題から病気の問題へと排除することで社会の安心感を守ろうという動きがある。端的に言えば、社会の困りごとを精神医療に一手に引き受けさせようとしているのだ。

社会環境が生む暴力の最大のものは、差別が生む暴力であろう。この差別が生む暴力というのは、たとえ精神症状に彩られていようと、社会の中での自分が排除され不当な扱いを受けていることに対する怒りである。社会の規範が緩むことによる暴力、アノミーによる暴力もある。DVもそうであるが、そのような社会のゆがみが生んでいる暴力がある。そういう環境による暴力が、精神医療が解決しなければならない暴力のひとつとされている。

そして次に精神医療自体が生む暴力というものがある。精神病院への強制的な収容というものが、人を暴力的にするのではないだろうか。精神の病気というものは身体の病気と違って、自分の一部を客観的に差し出すことができず、病気に対して必要であると治療者が考える医療という侵襲行為も、患者の側からは自分の全実存への侵襲と感じられる。精神病になって治療を受けるということは、治療者に自分自身をすべて差し出すということなのだ。精神病の治療を受けるということは、実は大変な恐怖なのである。

さらに、一方的に支配的な立場、権威を持った治療者に対する対抗暴力があるだろう。今の精神医療システム自体が暴力を生み出しやすい状況になってはいないだろうか。たとえば、地域での警察による保護から鑑定、救急医療への搬送、入院後のほとんど自動的に行われる隔離あるいは拘束、服薬の強制と電気ショック療法の頻用など、現在の精神科救急システムの中で、「力」の使用が「暴力」的に昂進することで、それに対する患者からの「対抗暴力」を生む。そのような医療のあり方が「治療と戦う患者」（星野弘）をますます作っているのではないだろうか。

## 3. 私の個人的暴力史（1）精神病院の経験

精神病院という「全制的施設」で行われる治療行為がいかにして「力」の誤用から「暴力」へと至りやすいかについて、それ自体は正当なケア行為のひとつとして位置づけられている拘束と、その批判への医療関係者からの反論を吟味した。

次に、自分自身の経験をもとに、精神病院の中での暴力がどのようなものであったかということを述べてみたい。その際、誤解がないように最初に断っておくが、まず精神病院の中で患者が振るう暴力についていくつかの経験を明らかにするのであるが、それらの暴力は患者の性質に帰属するものではなく、精神病院という全制的施設環境と当時の社会の風潮、さらにはこの国の戦争の歴史に関係しているということから考えてみたい。

私が精神科医になったのは一九八三年、日本が高度成長を終え、数年後には空前のバブル経済に突入するという時代だった。私が最初に精神科医としてのキャリアを踏み出したのは、京大病院精神科の研修医としてであった。当時、京大病院精神科は東大の精神病棟自主管理と並んで、学生運動の名残で教室の自主運営をしており、京大精神科評議会という組織を名乗っていた。政治的には急進的であった精神科は、しかし戦前からの病棟がそのまま残っており、戦前からの患者すら入院している旧態依然としたところであった。精神科病棟は鴨川を道路一筋隔てたところにあり、広大でゆったりとした庭があって、毎日そこを朝から夕方まで患者たちとブラブラ散歩して過ごしていればよいという牧歌的な時代であった。

看護師には古くから勤めてきた定年も間近いような人が多く、精神科勤務についている「危険手当」と非常に楽な夜勤が目当てだと言われていた。「危険手当」というものもさるものながら、後に知ったのであるが、与えられた土地が広く、しかも鴨川の河原沿いにあったのには理由がある。そこに病院本館と隔てられてあったのは、呼吸器科と皮膚科と精神科であった。つまり、結核とハンセン病と精神病である。この三つを本院から離して、川のそばで穢《けが》れをとっていくという縁起のためである。

その研修医生活の最中に起こったのが「宇都宮病院事件」であった。これは一九八三年に起こり、一九八四年に問題化した事件で、宇都宮病院という七〇〇床もある大きな精神病院（そこは「関東医療刑務所」と呼ばれていた）で、院長が患者を回診の時にステッキで殴って歩くという、まさに収容所のような病院である。その病院の保護室で、看護者の暴力により患者が亡くなったことが発覚し、日本の精神医療の劣悪さが世界中に知られた。

この事件をきっかけに、法改正も行われるなど精神医療改革の機運は一気に高まった。その中で私自身も、現場で実践すべく京大精神科評議会を出て、大阪の単科精神病院に就職することになった。当時二五〇床という中堅の病院であり、病棟の開放化を進めながら、全国的な精神医療改革運動にも参加するという、当時先進的と言われていた病院であった。

ところが、そういう病院であっても、現実は当時の精神医療の貧困さという制約条件の中で惨憺たるところであった。一年間ほとんど何もせずにのんびりと遊んでいた研修医が、初出勤のその日に医者が足りないということで、急性期病棟を担当させられたのである。その日のできごとは、冒頭に書き留めた通りである。その時すっかり余裕を失っていた私は、今ではその患者がなぜそのような行動をとったのかをまったく覚えていない。病棟での生活に対するどのような不満、怒りがその患者にあったのだろうか。

そこは急性期病棟と言われながらも畳の大部屋ばかりの病棟であった。その病院が特別なのではなく、だいたい精神病院というところはそういうものだった。ちょうど、三枚橋病院やきび病院という、最初から全開放で病棟を運営する病院が現れ、全国の注目を集めていた時であった。急性期病棟の雑居の中で、私は暴力が荒れ狂う日々の中で過ごすことになる。当直してすることと言えば、患者同士の喧嘩の仲裁とケガを縫うことという体たらくである。まさに野戦病院であった。喧嘩は簡単なことで起こる。雑居病棟でプライバシーも何もなく、ちょっと歩けば枕を踏んづけて「キサマ、オレの枕を踏んだだろう！」となり、物がなくなれば（これは被害妄想ではなくて、実際に物がなくなることがほとんどであったのだが）「オマエ、オレのを盗っただろう！」ということになる。とにかく朝から晩までいがみ合いと喧噪に明け暮れるという風であった。

勤務したばかりの当直の夜に覚えていることがある。まだ顔なじみがいないので「よろしく」とスタッフにも出会う患者にも挨拶しながら回っていると、一人の患者がものすごい形相で走って来て、そこにあった牛乳瓶を割って、「おいっ！」と迫ってくる。こちらは訳がわからず、看護師の机をはさんで、「ちょ、ちょっと待て！　話せばわかる」と動顚する。ふと看護師を見ると、平然と「あんた、何やってんの？」と知らん顔してガラスの破片を掃いている。こちらは訳もわからず、「ちょっと待て！　話せばわかる」と何度も繰り返し、結局、朝まで話した——話したと言うか、怒鳴って脅して来た相手に「まあ、待て」と言いながら数時間対峙していると、やがて「オマエ、いいヤツやな。許したるわ」と解放されたのである。看護師から後に聞かされたところでは、新しい医者に対する儀式だという。要するに通過儀礼なのであるが、それも暴力的であることに意味があるらしい。これ自体は今では笑い話にしかならないが、暴力というものが何らかの意味を持つ世界だった。

実際に悲惨な結果を伴う事件もいくつかあった。四〇年前の関係者もすでにいないことであるが、こんな暴力事件もあった。ナースステーション脇の重症者を診る観察室に若い統合失調症の患者が寝ていて、その隣に認知症で片目の老人が一晩中、「ウウウッ、ウウウッ」と叫んでいるという状況だった。その呻《うめ》き声に統合失調症の患者が、何らかの妄想をかき立てられたのであろう、その老人のベッドに行って開いているもう片方の眼をえぐり出してしまった。当直で、「大変だ」と呼ばれて行ったら、顔面血だらけの老人の横に、どろりとした目の玉を足下にした若者が険しい表情で立ち尽くしている。加害者の患者を隔離し、被害者を処置し、救急車を呼びながら考えたのは、自分が当直の時に大変なことが起こってしまった。警察を呼ばねばならない、どう対応しようと、新米だった私はひたすら動顚していた。ところが翌日起こったことは、朝一番に家族が来て、「先生、こんなことがあったからといって、この病院から放り出さないでください」と言われたのである。しかも、双方の家族が同じことを言うのだ。「このままこの病院に置いてください」と。他にも程度の差はあれ、患者同士の暴力的な喧嘩でひどい傷害事件となっても、連絡を受けた家族は同様に「病院を追い出さないでください」と同じことを言う。暴力を振るう彼ら自身が、社会の排除という暴力の犠牲者であったのだ。

そのような事件をいくつも経験し、宇都宮病院をひどい病院だと糾弾して済ませていた自分の考えは、なんて薄っぺらだったのかと思い知らされた。

ところが、この暴力の日々にはあっけない幕切れがくる。同じ病院にいた約一〇年で、世間はバブルという空前の金余り経済となり、この頃から精神病院の多くが創設時の借金を返し終わり、次にまた借金をして改装に入る。その時に病院を新しく建て直すための国からの融資も行われ、九〇年代前後になると、精神病院は近代的アメニティを備えた施設に改装される。もちろん病室はベッドで、カーテンによるプライバシー程度は保証され、私物の管理もベッドの枕頭でできるようになる。その新しい病棟になった途端、これまでの暴力沙汰がきれいになくなったのである。もちろん治療に抵抗して暴れる患者はいるし、病的体験に左右されて興奮して暴れることはある。けれども、私がずっと苦労して対処していた、なぜ起こるのかわからない突然の激しい暴力沙汰というものがなくなってしまったのだ。なんと環境というのはすごい効果があるものだと驚かされた。

先に挙げた隣のベッドの老人の目をくり抜いてしまった患者も、もし一晩中うなり声をあげる老人を別室でケアする余裕があれば、あるいは音や声に敏感になっている状態の彼を静かな環境でケアすることができていれば、あの惨事はなかっただろうと思う。劣悪な環境の中で、人との距離が近すぎるために生じた攻撃性を、激しい病的体験や本人の性質のせいにしてしまわずにケアしていれば、十分に防げたことなのである。

そして同時に思ったのは、きれいになった病棟といえども、この閉鎖的な環境の中で二四時間三六五日、その中で皆一様に大人しくしている患者たち、これが本来の姿なのか、と。暴れる、暴力に訴えるというのは、病気で苦しいだけではなく、病院生活そのものが苦しかったのだろうなということが、私にもようやくわかったのである。

ここで、この時代、この社会における暴力というものを、もっと大きな視点で考えてみると、もしかしてこれはかつての戦争の名残だったのではないかと思い至る。私が二〇歳そこそこの新米医師だった頃、一番多かった患者は、精神病院が一挙に増えた一九六〇年前後に発症して生活に行き詰まった年齢層、つまり四〇歳から五〇歳代の人たちである。その人たちは戦中に幼少期を過ごし、そして戦後の大変な中で思春期、青年期を生き延びて来て、発症している。戦中から戦後というのは、暴力が支配した時代である。実際に、あらゆる世代でももっとも多く若い頃に殺人などの重大暴力事件を起こしているのは、この世代の人々である。その時代を背負って、時間が止まったような精神病院の中で、戦後の闇市よりもさらにひどい状況で過ごして来たのがこの患者たちなのだなと、はたと気づいたのである。そういう大きなバックグラウンドを抜きにして精神医療も精神障害も治療関係も語れないなどというのが、その時の気づきである。今ならば、彼らの暴力は戦争・戦後体験によるＰＴＳＤと呼んでよいようなものであったはずだ。その視点を当時持てなかったことが、悔やまれる。

## 4. 私の個人的暴力史 (2) 治療者としての私の暴力史

さて、次に私自身の暴力について話さなければならない。私がかつての暴力が連鎖するような精神病院の環境の中でどうであったかということは、苦渋を伴ってしか回顧できない。もちろん、この歪んだ精神医療の現実を何とか改革していきたいという気持ちは、曲がりなりにも持ち続けてきた。その一つとして、病院での日常的な臨床の中で、看護師に暴力を振るわせてしまうような場面をつくってはいけない、そのためには医師が看護師を暴力の盾にしてはいけないと考えていた。振り返ってみて臆病な自分がやれていなかったことのほうが多いと思うが、患者からの暴力に対しては看護師よりも自分が表に立つことを心がけた。保護室に隔離する時にも、当時は看護師が先に患者を保護室に入れておいて、それから医者が行くというのがほぼ慣行になっていた。私は中井久夫の著書に傾倒していて、患者を保護室に隔離する時には必ず自分が患者の手を引っ張って先に入っていくというふうなことをやったわけである。とはいっても現実には、看護師が先回りして患者を抑え込んだり、隔離拘束してしまうことが多かったのだが、そういう義侠心というか、正義感、義務感を持っていたように思う。

ところが、今になって考えると、まったくそのような心構えと裏表の関係なのであるが、目の前の患者を治療していくには、自分が力を行使して正しい治療の方向に乗せなければいけないという職業倫理みたいなものに強く縛られていた。もちろん、この時は、先述の力の違い、forceとviolenceの違いなどは考えたこともなく、ともすると治療という力は暴力へと横滑りしていった。そのために、たとえば注射をする時に嫌がって暴れる患者を抑えるにしても、薬を無理に飲ませようとする時も、いつのまにか必要以上に力を振るい、相手を屈服させることで、その場を解決していた。

往診にもよく行ったが、今行っている訪問診療と違って、ほとんどは入院させるための往診である。「拉致」を体よく言い換えたものだ。地域機関やそこから病院を紹介された家族からの依頼があれば、気楽に引き受けた。数時間かかる遠方にまで病院の救急車を使って患者の家に行き、嫌がる患者を文字通り布団で簀巻きにして、強い鎮静剤や注射をその場で打って、救急車に乗せて病院に帰る。そういうことを率先してやっていた。サイレンの音を鳴らし、地域で困っている機関や家族のところに行くのは、やってみると異様にテンションが上がる。それをやっている私の脳内にはドーパミンが大量に出ていたのではないか。私と患者のどちらが脳内代謝が異常になっているのかわからない。これは嗜癖になる。私は明らかに暴力嗜癖になっていた。

暴力嗜癖の医者が患者の家に行って、暴力的に病院に連れて来て入院させる。そうすると地域の人や家族から「どこに相談に行ってもこうやって入院させてくれる病院はありませんでした」と感謝される。自分は多くの人から感謝されることを、労力をかけてやっているという満足感、充足感が得られる。今、問題になっている民間の移送業者の人たちは、自分たちがひどいことをやっているとは全く思わずにやっているのではないかと思う。感謝されるのだから。

そしてさらには、患者の一部からは「あの時、先生が来てくれて無理やり連れて来てくれなかったら、私は大変なことになっていました。ありがとうございました」と、落ち着いてから丁寧にお礼を言われることもある。それはそれで、もちろん本心の部分もあろうが、病院を退院するために言っていたり、医者と良い関係を築くために一生懸命に無理して言っていたのだろうなと、今ならばわかることである。しかし当時の私は、そう言われたら「そうか、自分は患者にとってもよいことをしているのだ」と単純に勘違いしていた。

地域の役に立っている、患者さんの役に立っている、家族の役に立っている。自分はこうして精神医療の改革にすら貢献しているのだとまで思い上がってしまう。精神医療という暴力に対して嗜癖の状態でどっぷりつかっていたのが、当時の私である。サイレンの音を聞きつけると同時に、何を察したのか家を飛び出して逃げようとする患者と道端でもみ合い、周囲に人だかりができ、駆けつけてきた警官に私のほうが羽交い締めにされたこともある。笑い話のようであるが、そのようなことも武勇談のひとつになる雰囲気があった。

ちなみに、現在多くの病院で拘束のために使われているマグネット式拘束帯、あれを最初に精神医療に導入したのは私である。最初にそれを見たのは、その頃、老人を一生懸命みていた結核病棟の中だった。熱心な呼吸器科の医師から教わったことを覚えている。まだ誰もそんなものを知らなかった時代で、自分の病院に導入したら周囲の病院からも見学に来て、いつのまにか精神病院で普及するようになっていた。これも「いいことしたな」と思っていたのだが、おそらく旧態依然と紐でくくる拘束にうしろめたさのようなものを感じていたのだと思う。まさか、後にその拘束帯の安易な使用を自分が批判する役回りが来ようとは思ってもみないことであった。

精神科の治療の中に、「一喝療法」というのがある。「生活臨床」という流派の総領である大学教授が提唱したもので、チャンスをうまく見計らって一喝すると患者は良くなる、あるいは治療関係がガラッと変わるというものである。実際にそういうこともあるのだが、私もそれに入れ込み、担当病棟で患者が問題を起こしていて呼ばれると、病棟の扉を開ける前から「一喝ガツンとやるぞ」とエネルギーを高めていきなり患者を「叱り飛ばす」のである。看護師たちから「先生、どうしましょう?」と言われて、すぐに患者のところにスタスタッと行って、「おまえ、こらぁ、またゴン太やっとんのか!」とやるのである。これを一喝療法と言ってよいのかどうか怪しい限りであるが、とにかく治療という名目がつくのでこちらは悪びれることがない。こう見えても病院の中で怒ったら一番こわい先生という評判ももらい、それもまた悦に入っていた。

もちろん、私のほうも何度かは暴力を受けた。三回くらい眼鏡を割っている。よく今まで無事でいられたと思うくらいで、横っ面を殴られて二、三メートル吹っ飛んだこともある。怒っている患者の前に「どうしました?」と突然行くようなことを、気負っていた私はしてしまっていたのである。吹っ飛ばされて当たり前である。そういうふうだったからといって、私が喧嘩に強かったかというとまったく逆で、小さい頃から運動ができないためにいじめられっ子であった。しかし、私の親は、いじめられっ子は強くならない限り救われないという当時の価値観の持ち主であったために、小学校の時に柔道を習わされた。柔道は全然ものにならなかったが受け身だけはできていたので、吹っ飛ばされることがあっても助かったのであろう。そして、私の「暴力嗜癖」は、そのような幼少時からの劣等感が精神病院という特殊な場所の中で、仕事に対する使命感という仮面を借りて解消されていたのだろう。それがたとえ「暴力」という現れ方になったとしても、「力」を行使することの快感があったのである。

私が使命感に燃えて往診し、暴力的に入院させてきた患者が何人もいるのであるが、一〇年後にその病院を去る時に、一人ひとりの患者に挨拶していった。その時には、私が「暴力」で治療した患者、つまり力で抑え込んできた患者のうち、良くなって喜ばれた患者は退院して目の前にいない。残っている患者の多くが、私が勤務を離れた慢性病棟の病室の隅で、人を拒否して常に暗く険しい表情でうずくまっている患者になってしまっていた。あるいは、病棟の中で一番扱いに困る患者になってしまっていた。

その時まで、ずっと同じ病院にいながら、自分は見ないようにしていた、あるいはすべて患者の病状のせいにして済ませていた。それに気づいた時、私は愕然となった。この人たちは自分が作ったのだ。人が自分の暴力性に気づくことの難しさというものを、私は自分自身で体験したのである。治療という正当な「力」を行使しているつもりが、それは自分の力ではなく、病院というシステムの中にある力で、その力に自分自身が振り回されていたのだ。力を操るという自分の意気込みは、すべて病院の力であり、自分は精神病院という「全制的施設」が振るう力の操り人形にすぎなかったのだと気づいたのである。

その後、一九九二年から大学病院で勤務するようになった。この時には、大学病院も新病棟となって、ずいぶん開放的になっていた。しかし、そこでも陰に陽に暴力は横行していた。ここでの経験については、まだ身近に在職中の方や関係する患者もいるために、詳しくは書けないが、少なくとも私が入職した当時は、まだ、いかつい男性看護師が特別に配備されていた。暴力装置としての男性看護師である。他の科から精神科看護経験のない若い看護師が回って来るので、そういう人を守るのが男性看護師の役割だと自他共に認めていたようである。保護室の中で、男性看護師から患者への性的ないたずらも実際にあった。

もちろん看護側だけではなく、研修医にも大変な暴言を吐いたり、患者と性的関係になってしまう者もいた（他の大学の指導医に聞いても、研修医の性的問題はどこでも悩ましいようであった）。今はすべての研修医が精神科を回るので、精神科への適正を欠く医師も多くなり、状況はさらに悪くなっているのではないかと危惧する。

隔離、拘束も治療のためにやるのだと建前では思っていても、最終的には隔離・拘束に対する見方は「処罰」に傾いていく。病棟の中で「問題」を起こしたから、とりあえず隔離する。

「問題」を起こすから、やむなく拘束する。しかも、そのような問題となる事態が予測される

というだけの認識でやってしまう。そういう世界が、大学の精神科病棟の中でも展開されてい

た。きまじめに自分の臨床を行っている精神科医ほど、ウチの病院はそんなことはない、それ

は昔のままの劣悪な精神病院のことだろう、とよく言う。しかし、私は自分の経験や、今も続

く見聞から、医者のそのような言葉を信用することができない。

そのように私に思わせた事件に、石郷岡病院という精神病院で看護師が隔離中の患者に暴行して死に至らしめてしまう事件があった（二〇一二年一月）。保護室の中のカメラの録画映像もある。カメラが、ちょうど看護師が後ろ向きのところしかとらえていないために暴行と認定できないこと、時効がきていたことで無罪になったが、暴行の事実は残る。この病院の理事長は、日本精神神経学会の理事も務めている。民間の調査によると、製薬会社との結びつきが強く、年間一千万円の講演料などをもらっている人物である。

このビデオもマスコミに放送され、多くの人が見た。これが放送された時にも、精神病院の看護師たちにより、看護師擁護の意見がネット上を飛び交った。先に挙げた、隔離拘束の問題をマスコミが扱った時と同じである。

問題は暴行があったという単なる事実にはおさまらない。単科精神病院で隔離拘束をなくす努力を地道に行い、精神医療と暴力について緻密で誠実な考察（「精神科医療と暴力」『精神医療のゆらぎとひらめき』日本評論社、二〇一九年）を書いた横田泉は、そのビデオを見て、一人の

看護師が患者のオムツを替えている時、同時にもう一人の看護師が食事を食べさせていたというところにこだわり、以下のように真摯な告発を行っている。彼が、ネット上に書いた怒りの告発を引用する。

「何よりも衝撃だったのは、食事とオムツ交換を一緒にしているシーンでした。どんな理想的な薬があっても、こんなケアをしていたら絶対に治らないと言いたい。看護職員の座談会でマンパワーのことを言っていたけれども（高木注：放送の中で職員が「マンパワー不足のため、私たちはしたくないこともしなければならないのです。でも一生懸命やっているんです」ということを言っている）、それだけの問題では絶対にありません。治療思想の問題です。統合失調症の治療というのは、美味しく食べること、味わうこと、そういうことを地道にやっていって取り戻すことなのに、何が治療にとって大切なのかという思想が全く感じられない。私たちが日々悩んで苦労していることをすべて台無しにされたという気持ちで悲しいです。」（フェイスブックの公開記事より）

横田が怒るこのような状況こそが、今の精神医療の現状である。いまだに、精神医療と暴力ということを真正面から考えなければいけない状況にある。そこを考えることなく、すべて暴力は精神障害者の側の属性としてしまって、その「患者の暴力性」を治療によって改善するにはどうしたらよいのかという思考でいる限り、精神医療が暴力に対処することはできない。

## 5．精神医療が暴力を生んだ

　これまで述べてきたように、精神医療にまつわるさまざまな暴力の中で、精神病状態の中で振るわれる患者の暴力については、もう少し丁寧に治療をしていけば解決可能かもしれない。横田は、「精神科医療と暴力」の中で次のように述べている。「患者さんの暴力は『抱えている不安や課題を、暴力でしか表現できなくなっている事態』と理解して、医療の中でおさめていく性質のものです」「患者さんの暴力、とりわけ統合失調症患者さんの暴力の大半は、攻撃的な性格のものではなく、不安や恐怖に何とか対抗しようとして発生したものです」と言い、そのような暴力的、攻撃的な行動が治療関係が不安定なまま長く続いた場合でも「長い間一人で抱え続けてきた思いが、様々なことばやふるまい、治療者への要望といった形で表現されます。ここには、孤独から共同世界へ、絶望から希望への変化が読み取れ」るとして、その出口を示している。

　一方で、社会環境による暴力、これは今の日本が置かれた歴史につながっている。この人たちは戦後のゴタゴタの中でＰＴＳＤを負っているのではないか、それが暴力につながっているのではないかと先に書いておいた。次に、これから問題になるのは、日本が新自由主義の中で二極化していく中で、貧困層に、私たちのような（比較的恵まれた資格をもった）職業にある者が想像できないような世界が、今、日本でも急速に生じつつある状況のなかで起こる暴力である。その世界で育った人たちが、自分が受けた傷を社会の他の誰かに向けるのである。私たち対人支援者は、そのような暴力の対象になりやすい面がある。彼らが怒りを向けるのは、いちばん身近にいる者になるからである。そういう暴力に対処していかなければならなくなるのが、これからの対人支援である。私たちは精神医療という垣根を取り払って、もう少し広い視点の中で暴力ということを考えていくことが必要である（補注3）。

そして私たち精神医療従事者にとってもっとも解決困難なものが、今も昔も、精神医療そのものが生みだしてしまう暴力であろう。収容所環境─密室環境というものはどうしても暴力を生みやすくなる。さらに、その環境の全体が、E・ゴフマンの言う「全制的施設」となっている。その中で、私がそうだったように、治療者としての役割に誇りを持っていながら、勘違いしてしまう。「力（force）」のつもりで行使したものがいつの間にか「暴力（violence）」に変容している。そういうことを精神医療の現場は生み出す。

それに対抗するように、患者自身がその支配システムに抗議を行うための暴力、対抗暴力がある。そういう暴力に対して、私たちは精神医学の言葉でそれを「無効化」する。彼の怒り、抵抗、抗議──それが正当な抗議でも、「衝動性」「拒否性」「易怒性」といったレッテルを貼って治療の対象にしてしまうのである。このような患者の感情の否定、無効化は、精神病院の中だけではなく地域の中の処遇でも起こるものだ。精神障害者と私たち支援者との関係の中で起こる問題である。

最後に、現在ある実際の精神医療システムが生んでいる問題に触れておく。特にこの問題は、精神科救急システムの中で増幅されて明らかになっている。精神科救急システムの中では、流れ作業のように電気ショック、薬の大量投与、拘束が行われているのが現実である。もちろん、それぞれの病院スタッフは医師、看護師、ＰＳＷともに頑張っているであろう。しかし、多くの患者がこのシステムに戸惑い、怒っている。このような当事者の観点からのフィードバックを、今の急性期病棟は受けられないようになっている。なぜなら、その病棟の運営に携わる誰もが、自分が急性期の治療をした者たちの人生に長いスパンを見たうえで責任を持つことなく、すべての問題を「急性期の精神症状の問題」として処理するに終わっているからである。これは個々の問題ではなく、分断できないものを分断する現代の精神医療システムの問題であり、それが精神科急性期医療のシステムに象徴されているのである。このようにして「治療と戦う患者」（星野弘）を、それぞれが善意の治療に励むなかで、気づかぬうちにいやおうなく生んでいる。

## 6.「治療の思想」をどう作るのか

「精神医療と暴力」というアポリアと言ってもよい状況の中で、横田がその喪失を嘆いた「治療の思想」がないことに対して、どうしていったらいいのか。

治療の思想を組み立てるために、果たして既成の「精神医学」は、目の前にある「薬物療法」や「精神療法」は役にたつのだろうか。精神医学はもともと精神病院に隔離され、全制的施設の影響を被った患者を、標本のようにして並べてそこから症状を抽出することからはじまった。私たちが、何気なく使い、様々な書類の中にも並んでいる、拒絶、攻撃性、意欲喪失などの言葉は、症状の記述という中立性を装ってはいるが、このような歴史を背景にもった精神病院の中で患者のあらゆる言葉と行為を「無効化」する役割を果たしている。

抗精神病薬は、幻覚・妄想を消す薬だと宣伝され、私たちは患者や家族にそのように説明している。だが、本当に消しているのだろうか？　抗精神病薬で幻覚・妄想が消えたように見えるのは、薬の鎮静作用によって落ち着いた患者自身が自分でそれを非現実として否定する患者自身の能動的な姿勢のためではないだろうか。けれども幻覚・妄想の世界から現実生活に戻ることが困難になっている人は、幻覚・妄想世界の中に閉じこもっており、抗精神病薬はそのような世界には届かない。精神病院に長期に入院している方のほとんどはそちらのはずだ。それなのに、そのような目の前にある現実を見ずに、私たちはあたかも薬が幻覚や妄想を消しているように考えている。それは私たち自身が精神医学に洗脳され、その世界に閉じこもってしまっていると言えないだろうか。そこには、精神医学という権威の「力」をもって、私たちを支配と管理をする存在にひたすら追い込むものが潜んでいるのではないだろうか。

私たちの専門性の拠って立つ基盤が、かくもあいまいで脆弱なものであれば、それだけに頼っている私たちの治療やかかわりが不確かになるのは当たり前だ。そこに無理やり確かなものを求めようとしても、やはり「力」に頼ってしまう方向に行くしかないだろう。

イタリアのトリエステでは、何十年にもわたる多大な努力を継続し、収容所にすぎなかった精神病院を解体して、地域精神医療をベースにした治療を行っている。日本の精神医療の現場で働く人たちは、そのトリエステに来ると決まってこういう質問をすると、トリエステで長く海外から来る見学者の世話をしているスタッフが語っている。「イタリアの精神医療改革の理念はわかった。だが、実際具体的に、興奮して暴力的になっている患者を前にして一体どうすればよいのか、目の前に、今にも自殺しかねない危険性のある人がいたらどうするのか」と。これに対してトリエステの人たちが答えるのは、「人はいつも、正しい答えを欲しがり、具体的な技術とマニュアルを求める。つまり『確かさ』を欲する。『不確かさ』に対する不安、『確かさ』への欲求こそが、これまでの収容的な精神医療を支えて来たのに。ですからみなさんが『確かさ』に依拠したら、今の収容的な精神病院を解体できるだろうというのは逆なのです。『確かさ』に依拠すればするほど、『確か』な精神病院の中でしか行えないことになってしまう」ということである（松嶋健『プシコ・ナウティカ―イタリア精神医療の人類学』世界思想社、二〇一四年）。

精神医療の拠って立つ、私たちが疑わずにいる様々な不確かな前提を、きちんと批判することがまず私たちの精神医療の思想を作るために必要であろう。

『急性期治療を再考する』（日本評論社、二〇一八年）という本がある。現在の日本における急性期治療は、これまで述べてきたようにシステムも貧弱で、行われている内容も危うい。その中でも、当然であるが、この状況をなんとかしようと努力を続けている精神医療従事者がいる。そのような人たちを、泥沼の現状の中から掘り起こして、勇気を持ってした発言を集めた本である。

その書の巻頭言を当事者が書いている。急性精神病状態で、何度も入退院を繰り返して、そのたびに拘束され隔離され、暴力的な扱いも受けた本人である。にもかかわらず、自分の体験をよく客観視している。その巻頭言を、最後に引用しておきたいと思う。

「歴史的に見ても精神医療は、流れにまかせると行き過ぎてしまう傾向がある」と彼は言う。そして「世の中の面倒を一手に引き受けて来た精神医療がその重みに耐えかねて、金属疲労のような状態に陥っているのではないだろうか」と精神医療の現状を批判している。その彼が自分の治療を精神病院にして欲しくないかと言うと、そうではない。「本来急性期治療は患者にとってのセーフティネットであるべきだと私は思う。ところが、そこでのハードな治療を怖れるあまり、回復しても再発に怯えながらビクビクと毎日を過ごしているのが多くの患者の現状である。」「だが、急性期治療によってダメージを受けるのは患者だけではないのかもしれない。直接手を下している医師や看護師もこのような行為を平然と行うようになるまでに、自らの『心のうぶ毛』を随分とすり減らしているのではないだろうか。」

私はこの巻頭言を読んだ時に、頭を垂れざるを得なかった。このように言ってくれる、本当に治療を必要としている人たちのおかげで私たちの日常は支えられているはずなのだ。それに応えていかなければならない。

補注1：現在、虐待の生々しさも書かれた調査報告書が公開されている。以下の神出病院のホームページからアクセスできる。
http://www.hyogo-kinshukai.jp/kande/

補注2：フェイスブックの当該記事は以下の公開記事（二〇一七年七月二二日）
https://www.facebook.com/shunsuke.takagi.79/posts/pfbid022FZijVbrCg1ngbijg7N9oEL4gLnvU4TYKH9REcB6xhG579WLqzQt4xQSJX4Ttgywl

補注3：主治医を含め二六人が犠牲になった大阪のクリニック放火事件（二〇二一年）や、精神科ばかりでなくふじみ野市の在宅医射殺事件（二〇二二年）のような事件も、このような社会構造の変化が背景となっていると見ることができる。医療ばかりではなく、たとえば虐待児の保護に対してその両親が行政職員に暴力的に振る舞うことも、貧困化、階層の二極化の中で、身近な対人支援者に対して攻撃性が向かざるえない現代社会の構造が影響しているであろう。

## ノーベル賞学者、ジョン・ナッシュの人生と精神病からの回復――統合失調症の慢性化問題によせて

（二〇一五）

### ジョン・ナッシュと「統合失調症」

ジョン・フォーブス・ナッシュ・ジュニア（John Forbes Nash, Jr. 一九二八年六月一三日〜二〇一五年五月二三日）、アメリカ人の数学者。リーマン多様体の研究で大きな功績を残している。若い時にゲーム理論の研究に従事し、その時に証明したナッシュ均衡によって一九九四年にノーベル経済学賞を受賞した。

二〇一五年には、非線形偏微分方程式論とその幾何解析への応用に関する貢献により、アーベル賞を受賞する。オセロで行われたその授賞式の帰途、交通事故により妻のアリシアとともに死去。数学界では名誉も賞金額もノーベル賞に匹敵すると言われているアーベル賞の受賞は、彼の人生にとってもっとも意義深いことであったに違いない。不慮の事故とはいえ、八六歳に

してその賞を得た直後の死は、まさに人生をまっとうしたものと言えるだろう。

しかし、経済学や数学に縁遠い私たちにとって、ナッシュの名は、ハリウッド映画『ビューティフル・マインド』(二〇〇二年)によって知られている。この映画は、彼の天才数学者としての偉業と成功、及び後の統合失調症に苦しむ人生を描いた作品である。

私にとって、ナッシュの名とこの映画には忘れられない思い出がある。この映画が日本公開となったのは二〇〇二年の秋であり、それはちょうど「精神分裂病」という病名を「統合失調症」と変更することが決まった直後であったのだ。

その後、「老人性痴呆」が「認知症」となり、「精神遅滞」が「知的障害」と変えられていった今では想像することが困難かもしれないが、運命的で強烈な響きをもち、差別的な受け取り方と結びついていた「精神分裂病」という病名が変わるのに、なんと一〇年の歳月を要したのだ。はじまりは、精神障害者の家族会がこの病名の変更を要望してそれを精神神経学会が拒絶してから、私とともに何人かの当時若手だった精神科医が集まったことであった。今後すべての医学において当事者の役割が増していき、医学が情報化社会の先端課題となることが予想される中で、当事者・家族を苦しめるこのような病名を残していてよいわけがないと、一九九二年に学会の中に病名変更のための委員会を立ち上げて活動をはじめたのである。当時はまだ、学会のオーソリティを占める人たちは、「素人」である家族会が医学に口を出すのはけしからんと公然と語り、精神医療の改革を実践している医師たちからは、病名を変えるというのは現実をごまかす姑息な手段だという非難があった。

それに対して地道に学会員のアンケートをとったり、学問的な面でも精神医学の全体とから めて何度も議論の場所をもうけ、変更に反対、懐疑的な人たちと討論してきたのである。それがマスコミに認知され、家族会と共同で病名変更に関する新聞の一面広告を出し、その是非と可能性を一般に問うた頃から潮目が変わった。そして、二〇〇二年横浜で開催された世界精神医学会と日本精神神経学会の合同大会で「統合失調症」という新しい病名が決まったのだ。

その同じ年に、映画『ビューティフル・マインド』が公開された。この映画の公開に対しては、趣旨に賛同して病名変更にも協力してくれていたある外資系製薬会社の働きかけがあった。試写会があった時期には病名変更の決定が出ておらず、「精神分裂病」と翻訳される見込みであったが、変更が決定すると同時に会社が資金を出し、映画の冒頭に病名が変更となったというアナウンスが入り、この大ヒットとなった映画が「統合失調症」という病名の船出を飾ることになったのである。

以下、この映画に描かれたジョン・ナッシュの人生をたどり、慢性化した統合失調症からの劇的な回復をきたしたひとつの例を明らかにしよう。

## 華々しい経歴と統合失調症の発症

そのナッシュの伝記映画の原作となったのが、シルヴィア・ナサー著『ビューティフル・マインド―天才数学者の絶望と奇跡』（一九九八年、翻訳二〇〇二年、新潮社）だ。この本は、ナッシュ自身への綿密なインタビューと、病状の最中に書いた手紙やメモ、同僚や妻のアリシア、そして前妻からの聞き取りによる伝記である。伝記物語としてだけでなく、みごとな病歴記録として価値のあるものになっている。そこに描かれた統合失調症の一症例としてのナッシュの記録、本人の語り、家族や同僚の反応、統合失調症についての一般的解説は、どのような精神医学の教科書にもまさるものだと言ってよい。

映画では、妻アリシアはひじょうに献身的に何十年もの歳月を耐えた女性として描かれているが、実際にはナッシュとは三〇年以上離婚しており、晩年に再婚している。もちろんその間の惜しみない援助は続くのだが、ナッシュはといえば、その間妄想に浸りながら一方で私生児である長男をもうけた女性との関係を復活させているのだ。また、ノーベル賞受賞当時、アリシアとの子どもである次男がナッシュと同じく統合失調症を患い、再発と寛解を繰り返して入院生活を送っていた。また、映画ではアリシアを白人女優が演じていたが、彼女はエルサルバドル出身の黒髪の女性であり、後にナッシュの精神病に悩まされていた頃には、病気の原因が自分がＷＡＳＰ（White Anglo-Saxon Protestant：白人のアメリカ人プロテスタント、かつイギリス系の上流階級）ではないことにあるのではないかと悩んでいる。当時、統合失調症の発病の原因に彼女の妊娠があると、精神分析的な医師に指摘されていたのである。

ナッシュは「ナッシュ均衡」を解のひとつとする「非協力ゲーム理論」によってノーベル賞を受賞している。これは、第二次世界大戦中にフォン・ノイマンらがその基礎を打ち立てたゲーム理論の発展である。だが、ノイマンの理論には交渉する二人の人間は利己的かつ理性的であるゆえに互いの利益を最大化するように協力するという仮定があった。ナッシュは、「協力にいたる」という仮定が現実の交渉には当てはまらないと考え、ノイマンの理論をも包含する理論として「非協力ゲーム理論」を打ち立てた。

これについては著者のナサーが面白い解釈を書いている。「ヨーロッパのコーヒーショップにおける議論を通して成長し、原爆とコンピュータの政策では共同作業でことにあたったフォン・ノイマンは、人間を社会的存在であり、常に協調し得るものと見なしていた。そのような彼が、協力と提携、共同行為をもっとも重視したのは当然である。ナッシュは、人間とはたがいの接触を嫌い、それぞれ勝手に行動するものと考えていた。その彼にとっては、人間とは個人的動機に基づいて反応するという思想のほうが、はるかに自然に思われた」というのである。

事実、若い頃のナッシュは、行動は奇矯で、他人の心は省みず、自己中心的な、しかし数学では希にみる天才だとみなされていた。多くの人は、妻のアリシアも含めて、最初は彼の人間性にではなく、その才能に魅入られ、彼との困難な接触に入っていったのだ。「ナッシュは、意地の悪い、社会性という点ではＩＱ12の子どもみたいでしたが、（親友となった）ロイドはその才能を高く評価していました」という証言もある。

ゲーム理論で名声を博したナッシュは、その後米空軍が核戦争を中心とした戦略について研究するために全米の有能な科学者を集めたサンタモニカのランド研究所に就職し、そこで軍事機密に携わるようになる。ここの資金は原子力委員会からも提供されており、冷戦の一方の中心地であり、その秘密主義、機密厳守の管理体制はひじょうに厳しいものであった。

ナッシュが後に発展させた妄想には、ここでの仕事の経験が大きく影響している。ふたたびナサーによれば「ひとりの人間として見た場合、自分の内と外に対するナッシュのものの見方は、常に微妙なかたちでランドの時代精神―合理的行動や数量化の重視、地政学に対する強い関心、オリュンポス神殿特有の、超俗性とパラノイアと誇大妄想の奇妙な混合物―に染まっていい」た。

## 理性の罠としての妄想、そこからの回復

ナッシュのゲーム理論が、その後経済学に大きく取り入れられ、合理的な経済活動を行うと仮定された人間が市場で自由に振る舞うことが経済的に最適となるという、現在の主流経済学、つまり新古典主義をみちびく最初のきっかけとなったことは、大きな皮肉である。

ノーベル賞の名をつけていながら、その実は世界的な銀行資本の傀儡とも言われているノーベル経済学賞がナッシュに与えられたのも、この経緯を抜きには語れないだろう。現在の世界経済を牛耳り、そして脅かしているマネタリストもニュー・ケインジアンもナッシュなしでは生まれなかった思想なのである。これらの〈新しい経済学〉の根本には「人間は自己の経済的利益が最大となるように完全に理性的に振る舞うホモ・エコノミクスである」という仮定がある。「人間は完璧に理性的ではないかもしれないが、その程度は数量化できる存在である」という仮定も、その変奏である。

しかし、ナッシュがとらわれ、そして長い年月をかけてようやくそこから回復した妄想という症状は、その完全なはずの理性が暴走した「理性の罠」である。それは、ナッシュ自身が統合失調症という病気から回復するにあたって必要としたものとは、対極にあるものなのである。

ナッシュ自身は、数学者として人間理性に最大の価値を置き続けている。そして、彼自身はノーベル賞受賞スピーチなどで、自分が統合失調症から回復しえたのは、残された理性を駆使したからだという意味のことも言っている。しかし、彼はある短い自伝のしめくくりに次のような示唆的なことを述べている。「そうして現在では、私は科学者に特徴的な仕方でもって再び理性的に思考しているように思える。しかしながらこれは身体的な障害からよい身体的健康を取り戻した人のような無条件の喜びの状態ではない。その一端は、理性的な思索は人と宇宙の関係についての概念に制限を課するということである。たとえば、ゾロアスター教の信者でない人は、ツァラトゥストラを単に、何百万の純真な人々に向かって拝火の宗教儀式を取り入れるように唆《そそのか》した狂人として考えるかもしれない。しかし、その「狂気さ」無くしてはツァラトゥストラは、生を受けたが忘れ去られていった何百万あるいは何十億万人のうちの単なる一人にすぎなかったにちがいない」と。つまり、自分の最大の理性をもってして回復のための武器としておりながら、理性を超えるものへの信仰を告白しているのだ。

そして、ナッシュ自身がどのように考えていようとも、彼の伝記にあらわされた妻のアリシアをはじめ、多くの同僚たちの経験、言葉、ナッシュへの尊敬と思いやりこそが、彼の病を癒していったものであることは間違いない。それこそが、自分の理性ではどうにもならない人生の偶然、個々の人生の実存を超えるものなのではないだろうか。

ナッシュが統合失調症の幻覚妄想が慢性的に続き、意欲や自発性、社会的交流なくボロを着て、映画でクロウが演じたようにカバンを抱きしめ背をかがめて大学構内を歩き回っていたとき、学生や元同僚は彼を「プリンストンの幽霊」と呼びながらも、「大学は静かで安全で、講義室にも図書館にも食堂にも自由に出入りできた。ほとんどの人が彼に敬意を払い、当人がその気になればみんな話し相手になってくれるが、相手のほうから押しつけがましくしてくること」はなく、そのために「ナッシュにとって、プリンストンが、治療効果のある環境の機能を果たした」のである。

三〇年にわたり、激しい幻覚妄想で三回の入院をし、その後半は妻のアリシアをはじめ彼への尊敬を保ち続けた人々の間で長い時間をかけて自らの理性の力を取り戻していったナッシュの物語は、統合失調症の回復にとって必要なものが、「安全」と「自由」そして「親密さ」なのだということをはっきりと語っているのではないだろうか。

晩年のナッシュは、青年時代の傲慢で自己中心的、他人の心を省みない冷淡な人間でなく、「悲しみや喜びや愛着心を友人たちに隠すことなく打ち明け」、若い頃の人格の特徴をなしていた「理性と感情のくいちがいは、今では明らかに消え失せ」ていた。妻のアリシアは、そんな彼を「とてもすてきな人間」になったと言うのである。

ナッシュという個人が孤立のうちに秘めていた「ビューティフル・マインド」が「ビューティフル・ワールド」へと放たれたのだ。ワールド、世界とのつながりを取り戻すこと、これが統合失調症からの回復でなくて何であろうか。

## 統合失調症の回復可能性

一九一一年に、E・ブロイラーが統合失調症（Schizophrenie）という症候群（いくつかの同じ症状をもった病気のあつまり）についての記念碑的モノグラフを著してから一〇〇年が過ぎた。一〇〇年前というと、さぞかし古い治療しかなく、あるいは劣悪な環境に患者が閉じ込められているだけで、病気の治療などはおざなりになっていたと想像してしまうかもしれない。しかし、そこにはすでに、統合失調症に対する地域処遇の必要性と長期入院のもたらす弊害が明確に指摘されているのである。この本をよく読むと、

①正常な状況、慣れた環境で治療することは一般によいことである
②患者は、統合失調症に『かかったから』施設へくるべきなのではなくて、特定の適応がある時にくるべきである
③概していえば、早期退院がよい結果を得る

ということがしっかりと書かれており、さらに、「病院治療の有害な点とは、患者の症状がまさに抑圧によってかえって悪化することである。患者は自由を得ることができれば、いっそう健康な状態へと向かう」と、病院や施設の抑圧の弊害が訴えられている。

そのブロイラーは、統合失調症の予後についても早くから言及している。息子のM・ブロイラーによって校訂が続けられた教科書には、統合失調症の長期経過研究によって得られた知見が載せられている。そして、その結果から統合失調症の回復可能性の大きさを主張しているのである。それをまとめると以下のようになる。

①平均的には本症は発病後五年以後はもはや悪化することはない。
②多くの患者は発病後何年も経過してもなお改善を示し、時には何年もの後に再び健康となることもある。
③発病後五年間またはそれ以上経過した後にも、患者のおよそ三分の一はなお急性の改善と悪化を示す。五年間に多少とも安定した状態に達した人のうちのおよそ三分の一は持続的に治癒し、三分の二は慢性の障害を示す。この後者のうちの約四分の一のみがきわめて重症の慢性精神病に罹る。

このことが語っているのは、統合失調症という病気は「正常な状況、慣れた環境で」ケアするならば、治りやすい病気だとは言えないまでも、回復の可能性が常にあるということである。

中井久夫がつとに指摘しているように、よくなった患者は医者の前にあらわれなくなり忘れられていくので、医者の視野の中には経過がおもわしくない、病の重みを引きずって生きている人々がたまっていく。このために、医者は治療的悲観論に陥りがちである。多くの病気が実際以上に治りにくく慢性化しやすいものに思われてしまうのである。この罠にはまらずに、常に眼前の患者一人ひとりについて回復の可能性という希望を持ち続けることが、困難だが私たちに課せられていることであろう。

ナッシュの長年の精神病からの回復は、一種の奇跡であるようにみえる。そのため、精神科医の中には、彼はもともと統合失調症ではなかったのではないかとする向きもある。しかし、伝記を仔細に読み、彼自身が語ることに耳を傾ければ、彼の体験はまぎれもなく統合失調症のものである。たとえ、病前に天才特有の発達の偏りがあったとしても。

伝記を読めば、ナッシュの奇跡には根拠があることがわかる。それは、ひとつには彼自身のもつ強靭な精神力であることは間違いない。しかし、それにもまして、私たちの心をうつのは、周囲の人々がナッシュによせる尊敬と愛情である。それは妻アリシアの、本人を縛ることなく自由に振る舞わせながら、肝心なときにはしっかりと支援をする愛情の表現であり、同僚たちがどこまでも彼を守り通したことにもっともよく現れている。

この周囲の配慮、安全と自由を保障しながら決して絆を手放さないこと、これは、奇跡ではなく、私たちが意識すれば可能なことだ。ナッシュの、慢性化した長い長い精神病体験からの回復は、誰にとっても決して手の届かないような「奇跡」ではないのだ。

# おわりに（ある数学者の思い出）

もうひとつ、ナッシュに関連した忘れられない思い出を書いておきたい。これは、ナッシュを今ほどには理解しえず、彼を讃える風潮に軽々しく乗っかるだけでいた私の悔恨である。

『ビューティフル・マインド』の公開より少し前、大学の数学科の若い教師が教授に連れられて私の診察室にやってきた。教室で将来を嘱望されて留学したが、その留学中に幻覚妄想を発症したという。帰国後も幻聴は続き、ほとんど部屋にひきこもって過ごすようになった。地方出身の神童として期待を背負って進学し、期待にそむかず業績を上げて留学し、そして挫折した、理性的ななかに誠実で穏やかそうな性格がうかがわれる好青年であった。病気については最初からしっかり理解しており、服薬により幻聴も和らいだが、意欲がわかず、抑うつ的な状態が続いた。

映画が公開されたのをきっかけに、病気にうちひしがれて将来を悩む彼に、ナッシュのことを話した。当然彼もナッシュは知っていたが、伝記の存在は知らず、ほとんどが作り話だと思っていたようである。ナッシュに関する話題はしばらく続き、この病気が治りうること、病気の後にもナッシュが業績を上げてきたことを希望とするようになった。

だが、うつ状態が深まるとすべてに悲観的になり、三〇歳半ばの誕生日を越えた時から「いくら病気が治っても、僕の数学者としての人生は終わりです」と語るようになった。そして、ある冬の朝、近くの公園で自死した。

数ヶ月してから、ひとりの女性が私の前に現れた。彼の婚約者であったと言う。病気が和らいだら結婚することになっていたが、最近の彼は私には何も語ってくれなかった、彼がいったい診察に来てどんなことを話していたのかを知りたい、とうつむいて涙をこらえて語ってくれた。だが、私とて、短い診察時間の中で他の数学者の話をしていただけだ。ほんとうの彼の絶望には、何も届いてはいなかったのだろう。彼女に語るべきこともあまりなく、それでも彼女は丁寧に礼を述べて去っていった。

ナッシュの人生を、その後もう少し詳しく辿ることで、今の私なら彼にナッシュのことを話すことはないだろう。だが、その他に語れる何かが私にあっただろうか。

それでも私たちは、統合失調症という病がどのような慢性の状態からでも回復へと向かう可能性を信じなくてはならないだろう。

原作『ビューティフル・マインド―天才数学者の絶望と奇跡』の序章には、ナッシュが親身な同僚からノーベル賞受賞を告げられる美しい場面がある。

「ふたりは回り道をして数学科の建物のま向かい、広い芝生の端にある、日本式の洒落た小さな噴水の前でベンチに腰をおろした。……言うべきことをあらかじめ慎重に用意していたクーンは、『ちょっと話がある』と切り出した。ナッシュはいつものとおり、相手の顔を正面から見ずに、あらぬ方に目を向けていた。

クーンが続ける。『明日の朝、おそらく六時ごろ、きみの家に大事な電話がある。ストックホルムからだ。……』にわかに感情が高ぶった様子で、クーンの声が上ずりはじめた。ナッシュは相手の顔を見つめ、言葉を聞き漏らすまいとしていた。『事務局長はこういうはずだよ、ジョン』クーンはついに結論にたどり着いた。『あなたのノーベル賞受賞が決定しました、とね』」

# シーザーのことを魂のことに取り戻す
## ——対人支援の仕事とお金

（二〇一九）

お金の話といえば、金は万病の薬、というのがすぐに思いつく。このことは最近、海外の論文でも証明されたらしい。でも無視されている。このエビデンスは、製薬企業にとってまったく金にならないからだ。

かの開高健は後輩にお金を渡すときに、この格言に加えて「ただし、少量ずつ服用のこと」と書き添えたという。副作用も強いらしいのだ。昔から一代で財をなすと、三代目で没落すると言われている。「売り家と唐様に書く三代目」というやつである。必要以上のお金があると三代目あたりでロクなことにならない。大量服用に走るのである。

二代目で没落しないのはどうしてだろうかと思うが、二代目はたいていケチである（アップルを見よ）。これは周囲を見てもそうで、気前よく奢ってもらえるのは、一代目か三代目だ。

お金のありそうな二代目とメシに行くと、痛い目にあう。注意すべし。現在、精神病院にかつての勢いがないのも、ご時世のせいというばかりではない。たいてい二代目なのだ。失われた三〇年と評される経済的にどん底期にある某国には、二代目議員が多い。

病気、ことにこころの病気とお金の話については、それを仕事としているソーシャルワーカーをはじめ、医者以外の人たちによってそれなりに書かれている。作家は人の書くようなことを書いても金にならない。人と違うことを、短いセンテンスで段落分けを多くしてタラタラ書くと原稿料が稼げる。僕は作家ではないし、普段書いている雑誌ではいくら書いてもお金にならないのだが、将来執筆で稼ぐための練習をしておかなくてはならない。だから、あまり医者の立場で書かれることのない対人支援の仕事とお金のことについて書く。

対人支援という職についている者、とりわけ医療・福祉関係者がお金について語るのは後ろめたい。相手は弱り困っている人だ、という前提があるからだ。教育者もお金のことを語ってはならぬようでいてそうでもないのは、この前提が違うのだろう。だから、教育界には大きな組合があるが、医療・福祉業界には組合ができにくい。福祉業界になると、お金を要求することは恥ずかしいことだという倫理があるようにすらみえる。

医療者がお金のことに無頓着なのは、それを扱うことから遠ざけられているからというのもあるかもしれない。お金を扱う事務員との敷居がはっきりしている。だが、僕は在宅医療をやってみて初めて知った。医者の僕が一人で訪問診療を行っているお宅もけっこうあって、そこでは、僕が診療のお代を直接いただくのである。あぁ、医療は善意の施しではなかった。

よく御殿医が殿様の診察に登城して、診察が終わるとお付きの者が手桶に手洗いの水を差し出す。僕は診察の後に手を洗う習慣はないが、訪問診療をはじめた頃は、お金を受け取った後は桶水があれば洗ったかもしれない。この僕でさえ、無意識のうちにお金はご不浄のものという感覚があるのだ（きっと）。病院に帰って受け取ったお金を事務員に渡す時には、今でも不思議な感じがする。

ただ、この時の居心地の悪い感覚は、ご不浄のものだという感覚ばかりではなさそうだ。たった今の僕の診療は、はたしてこのお金をいただく価値があったのだったろうかと思わされてしまうのだ。治せもしないこの程度の診察にこんなにお金を払うなんて、と相手が思っていないだろうか。お金をむしり取りにきた押し売りのように見られていないだろうか。いや、そう思うのが当たり前だと思うと、ＡＣＴは「悪党」、ＡＣＴ－Ｋは「悪徳」だよと開き直ってごまかさずにはおれない。その程度の羞恥心は僕にもあるのだ。

一〇年以上前、僕のはじめての著書『ACT－Kの挑戦』（批評社、二〇〇八年）では、ACTの経営状態について具体的金額を出して書いた。返ってくる感想に、経営を大公開しているのがすごいという意見が多かった。え、そこ？　と思ったが、そうかもしれない。この本は、コメディカルによく売れるのだが、実は彼らが一番知らないでいたことが、自分たちの職業にかかわるお金のことだったのだ。

日本における診療報酬というのは、考えれば考えるほど、不思議な価値感でできている。医者という一職種の働きにすべてのお金の動きがかかっているのだ。診察、処方、検査、すべて医者が直接間接にやることである。医者が指示を出すという仕事をしなければ、何をしても無価値である。医者が機嫌良く働いて、金になる指示を出してくれなければ、なんの価値も生まれないのである。

いや、私たちは一生懸命働いている、と看護師や薬剤師や検査技師が怒るかもしれない。人の情としてはわかる。しかし、医者の指示さえあればなんらかのお金が生じるのであって、みなさんが一生懸命であろうがイイカゲンであろうが、ロボットにやってもらおうが、関係ない。だから、〝古き良き〟精神病院のように、医者が一人いて、入院と言えばそれで自動的にお金が入ってくる。看護師は、「監」護以外何もしなくてよいような病院が生まれる。看護師平均年齢七〇歳というウソのような病棟も、現実に運営できる。ちなみに、三三万ベッドある精神病院の、ベッド当たりの〝あがり〟は年約四〇〇万～五〇〇万円である。精神病院全体では一兆四千億円になる。だから、精神医療従事者はお金のことについて、何も知らなくてもやっていけた。

ところが、在宅医療は違ったのだ。

特に訪問看護ステーションの登場は、医療従事者にとって太平の眠りを覚ます黒船だった。もちろん訪問看護にも医者の指示が必要である。しかし、その医者は自分の頭の上にいる上司ではなく（そういうこともあるが）、指示書は遠くから届く注文書のようなものだ。あとは自分の足と実力で稼ぐのだ。満足のいくサービスを提供できなければ、利用者からクビを切られる。とたんに自分のフトコロに響く。病院が嫌われて患者が来なくなるのとは、訳が違う（医者はこれまでの虚像からクビになりにくいが、そうなるのも遠い先ではあるまい）。

病院という組織では医者の働きに一手に握られていたお金を、訪問看護することで自分たちが主体的に稼げるようになったのである。主体的であることは、責任が伴うということだ。自分の行いが自分に返ってくる。搾取の対象であった労働者から、自前の労働で生み出した価値を自分のものにできる主体的人間になるということだ、カッコ良く言えば。

もちろんその金銭的価値は、診療報酬制度から出てくる。究極は、それにのっとった額を利用者と保険者から支払ってもらえているということである。だが、その金銭で測られる価値を生み出しているのは、自分の労働だ。主体的となった支援者はその価値を自分のものにしているのだから、ここで支援者と利用者の間に生じているのは、正当な交換である。社会的には、そうなる。だから、どこにも恥じることはない。お金を恥じる感覚が生まれるとしたら、自分の行動の価値に自信がもてないからだ。その謙虚さは大切なことなのだが。

もちろん、支援の価値に対する見方が、支援を与える側と受ける側では違うだろう。お金のやりとりは、金銭的価値という見える尺度でそのときどきの食い違いをすりあわせ、合意をつくる。その価値に関する両者の合意のまっとうさを保証するものは何だろうか。おそらく、大切なのは、まず利用者が声をあげられることだ。支援の価値の第一の測り手は利用者だ。同時にもう一方で、支援者の一人ひとりが自分の支援の価値を自分で考え続けていることだ。その双方のすりあわせがあって、はじめてケアは社会的なものになる。だから、価値の尺度としてのお金を恥じることはない。

このことは、訪問看護という一事業に限られた話ではなく、地域医療への転換全体に言えることだ。人間の個性を捨象して病気として集めた病院では、支援者は病気という〝モノ〟を相手にする労働者である。患者が個々の生活者としてあらわれる地域では、対人支援を行う者もまた、自然に主体的な人間となる。

少し卑近な話をします。

元号が令和に変わるというある年、さる迷惑な一家族のために休日が増えた。ゴールデンウィークが怒濤の一〇連休になったのだ。休日が増える、うれしい、なぜ迷惑なの？　こんなにもあっさりと休日が増えていくのは、日本の労働時間がもともと長すぎるからだ。これは国際的にも非難されている。日本人が長時間働くのは日本人の勝手でしょ、とは言っていられない。このままでは将来日本で働こうという海外の優秀な労働力を確保できない（過労死を減らそう、などと政府が本気で思っているわけではない）。

だが、日本は労働者一人当たりの労働生産性は先進国の中で最低位に位置している。長時間の勤勉な労働が生み出す価値だけに頼って経済成長してきた。これからはそうはいかない。休日を増やし労働時間を減らすから、それに見合った労働生産性を上げろ。これが国の命令である。大企業、物作り企業はよい。ロボットとＡＩで乗り切るだろう。なまじ金を食う人間が働かないほうがよい。

しかし、対人支援という仕事は、労働生産性を上げるのが難しい。身体介護なら例えばロボットスーツの着用で、目に見えて仕事の効率が上がるかもしれない。テキパキと入浴介助されるのが、利用者にとって快適かどうかはわからないが。

精神障害者や知的障害者の支援に生産性の向上などありえるだろうか。急いでそれを求めるなら、多くの利用者を一カ所に集めてしまうしかない。施設化への逆戻りだ。それを良しとしないのであれば、支援技術を細かく上げていくという支援者側の個々人の努力と、諸外国の地域精神医療のような地域支援のシステム化をゆっくりと着実にやっていくしかない。フランスのユマニチュードのように、質を上げながら労働生産性も高められる方法の開発も、決して不可能ではない。だが、今のこの国の医療体制の中から、それだけのものが生まれるかどうかは疑問だろう。

生産性の向上とは無縁でいいのだ、と開き直る道はどうだろう。できれば、そう言いたいところだ。生産性などという冷たい言葉とは無関係に、ひっそりとやさしい支援を続けたい。だいたい、生産性向上を考えながら障害者にかかわるなんて、失礼な気がする。そういえば、日本で精神障害者の施設収容がはじまったのは、精神障害者が「生産阻害因子」と呼ばれた時からだった。

だけれども、そこにとどまることは、当然ながら支援者の給与が下がることを意味する。一日休日になれば、一日の〝あがり〟が減るのである。訪問看護の例では、現在の訪問看護の診療報酬は、それによって訪問看護師が病院の給与と同等の給与を得られることを前提に定められている。休日が増えると、その分給料を下げなければならないが、それは看護師としての生活水準を下げることだ。仕事に対する熱意、対人支援に必要な精神的なゆとりというものは、それとともに確実にすり減るだろう。

僕らの仕事は、今、そういう難しい局面にある。効率を上げながら、質を下げない支援を続けることは可能なのか。どのような具体的なやり方があるのか。それとも、僕らはお金に無縁でいると覚悟しておくべきなのか。

人と直接にかかわる仕事、特に対人支援という仕事にとって、お金の問題は難しい。お金の問題が難しいということは、つまりこの仕事が「仕事」であるということの難しさだ。

こんな話を読んだことがある。

かつて東京裁判でBC級戦犯の裁判が行われた。A級戦犯と違って、彼らへの扱いはずさんであった。あるアメリカ人の裁判官は、死刑求刑されている裁判で、五時になると被告を残してそそくさと帰ってしまった。その被告人は、おのれの国の愚かだった指導者だけでなく、戦勝国であるアメリカという国の文化、倫理を死んでも許せないと思ったという。

同じ思いを、僕たちは多くの病者、障害者に味あわせていないとは言えない。僕たちの仕事を縛っている労働法などの枠組は、対人支援という仕事のためにできてはいない。それは、工場労働を統制するための、フォード主義時代の産物だ。ここにも、これから解決していかなければならない大きな問題が横たわっている。

対人支援の仕事に携わっている僕らは、お金の話をすることが苦手である。人の魂に触れることは、お金では測れない。「シーザーのものはシーザーに」、そう言ってイエスは金銭のことを魂のことと切り離して遠ざけた。

だが、D・H・ロレンスは、イエスのその言葉に対して言う。

「あきらかに過誤であった。銭はパンを意味する。人間のパンは誰のものでもない。銭はまた権力を意味する。それを事実上の敵に譲り渡すなどとは、途方もない怪事である。晩かれ早かれ、カイザルがクリスト教徒の魂に暴力を加えるべきは必然であった」と。

シーザーのもの、つまりお金のことにきちんとかかわらずして、対人支援を仕事としてまっとうすること、他者の人生、魂とあい渉ることはできないのだ。シーザーのものをシーザーに譲り渡したままでいるならば、魂のことにかかわる対人支援の仕事は、権力による人間の管理と統治の道具となるしかないのである。

## 【書評】干潟の生き物たちと中井久夫
## 中井久夫監修・解説『統合失調症をたどる』
（二〇一六）

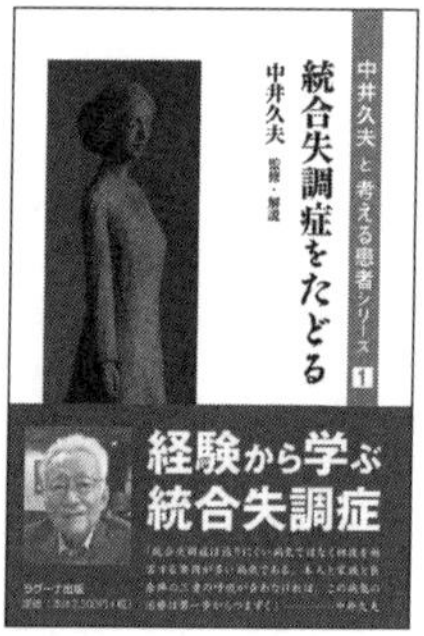

ラグーナ出版、2015年
2750円（税込）

この手があったか、やられた！
最初に本書を手に取ったときの感想である。

鹿児島の障害者就労継続支援施設が運営しているラグーナ出版の本である。「監修・解説 中井久夫」とクレジットされているが、実質的な編纂者はこの会社で働く約三〇人の精神障害者たちである。会社の代表者である精神科医、森越まやによれば、彼らが集まって中井の著作の読書会を行い、読書をすなわち日々の「生きるための確実な力」としながらつくりあげた本である。

内容は、まず冒頭に中井久夫の「統合失調症治療への手引き」が掲載されている。これは中井が七〇年代に一般向けに書いた手引き書である。これを冒頭に置くことで編集の意図、呼びかける読者の層がよくあらわれている。だが、現在の精神科治療は、薬物治療が中心となってしまい、中井の業績は若い精神科医の間で忘れられつつある。中井の臨床の灯を絶やさないためにも、精神科医こそがこの手引きを精読してほしいと思う。

次に、ラグーナ出版で働く患者たちの手記が並ぶ。森越は彼らのことを「考える患者」と呼ぶ。ここに述べられたことどもの共通点は、患者たちは孤独に人生を始め、そして働くことと中井の著作を読むことを通して、世界の多くのものとつながったということである。そこで転機となったのは、家族を含む、「仲間」「友」であることが語られている。彼らは、「自分らしく生きる」という、ともすれば言い古された標語になりそうな言葉の豊かで多様な内実を教えてくれる。「ラグーナ＝干潟」の生き物である、私たち。その豊かさと多様性。

その後の第三章が、この書の圧巻である。ここでは中井の「発病過程論」「寛解（回復）過程論」を、その膨大な著作からそれぞれ関連した記述を集め、それぞれの段階ごとにまとめるという精緻な作業がなされる。中井の著作は、読みやすいようでいて、たやすくない。異なる著作の中で微妙にニュアンスを変え、あるいはより深くつっこみ、あるいは理解しやすくまとめられた記述を比べながら読むことは、読むということの至福でもある。

そして、そのコラージュのような、万華鏡のような言葉たちの後に、この本を編んだ「考える患者」たち自身の感想が添えられ、さらに中井と森越の対談が、「書かれたもの」と「生きられているもの」をつなぐ。見事な構成だ。

中井自身が、この本を素直に喜んでいる様も伺える。ご本人と近しく接したことのあまりない私のような者には、中井ほどの人がみせるこの素直さが驚きだ。師曰く、「患者さんからのお墨付きをもらえるんだね。治療者として、これほど幸せなことがあるだろうか。」

やられた！・・・だが、うれしい。ありがとう。

## 【書評】レインの再評価――精神医学化された人に声を与える

### Z・コトヴィッチ『R・D・レインと反精神医学の道』（二〇二一）

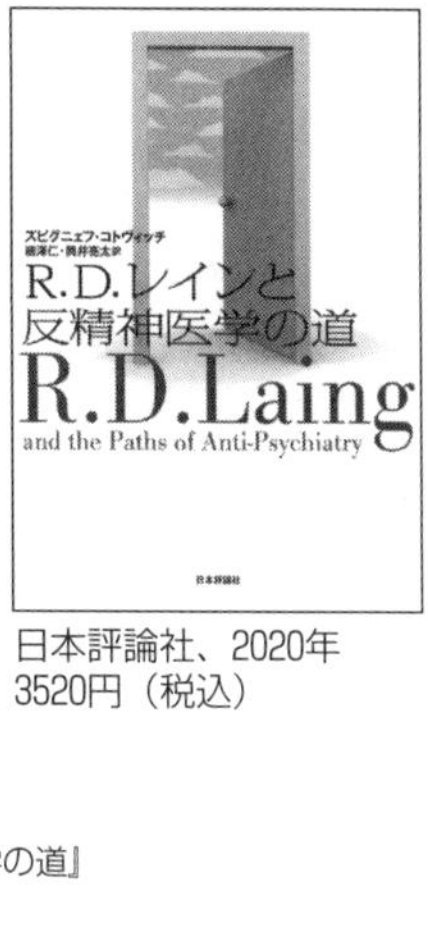


日本評論社、2020年
3520円（税込）

現在、この国では「反精神医学」という言葉は忌み嫌われる。精神医学、医療への批判的な言動は、このレッテルを貼られて遠ざけられる。一つには、かつての異議申し立ての時代、そこで精神医療改革運動の闘士と目された人々が、「精神病院」（asylum）の改革を目指しながらそこの経営者となり、その存続に汲々としている姿への失望として。一方では、あまたの権威筋のお歴々が追想や自伝の中で繰り返し吐く、過去の改革運動に対する愚にもつかぬ怨み節のために。だが現実は、日本は今なお隔離と収容が幅をきかす「精神病院大国」であり、大学は製薬企業の意のままに「無脳な」脳研究に明け暮れ、地域は精神障害に対する差別の温床であり、すべてが貧しいままに留め置かれている。この国の精神医学には、誇るべき「正」もなきゆえに、果敢な「反」もありえない。

事情は多かれ少なかれ、諸外国でも同じである。レインや反精神医学の運動は過去の「些末な騒音」として葬られている。しかし、その忘却が今の時代の反映である以上、レインの臨床実践と思想を「掘り起こす時機」なのだと、本書『R・D・レインと反精神医学の道』の著者は主張する。本書の軸は三つある。一つはレインその人の臨床と思想の再評価。二つめにレインもその一人である反精神医学（と称される運動）の実践とその比較検討。三つめにレインがもたらした「反響と遺産」である。そのそれぞれがレインの臨床への圧倒的な共感をもって貫かれており、読者は知らず知らずレインと共にかつての熱量に満ちた時代を生きることになる。

晩年、常軌を逸した奇行で知られるレインは、若いときから卓抜した臨床家であり精神医学思想の開拓者であった。処女作であり主著でもある『引き裂かれた自己』は、従来の大陸系と英米系の精神病理学を独自の視点からまとめ上げた精神医学の新たな古典である。病者の内面を見るその透徹した視点と、随所にみられる病者への人間的共感は本書で十全に再評価される。それが著者の独りよがりではないことは、レインの死を悼んで中井久夫がレインの臨床と思想の豊かな内容に触れて、彼を「わが僚友」と呼んだことでも知れよう。

社会運動としての反精神医学を見渡せば、現代でもイタリアではその精神によって着実で現実的な改革が成果を収めている。それを主導してきたバザーリアとレインを比べることによって反精神医学がもっていた政治的・社会的次元に光を当てたうえで、「レインがこうした分野を苦手としていたことは間違いない」と著者は言う。

しかし、まさにその分野、つまり社会の組織化こそが現実の変革の必要条件だ。それに呼応するように、レインの「遺産」を語る時、著者は新自由主義による現代精神医療の荒廃を批判し、それに対抗するものとして患者の組織化を主張する。そのためにこそ、「精神医学化された人」に声を与えるレインの仕事の価値が甦るのだ。

# 第2部

# こころ・からだ・社会の対話

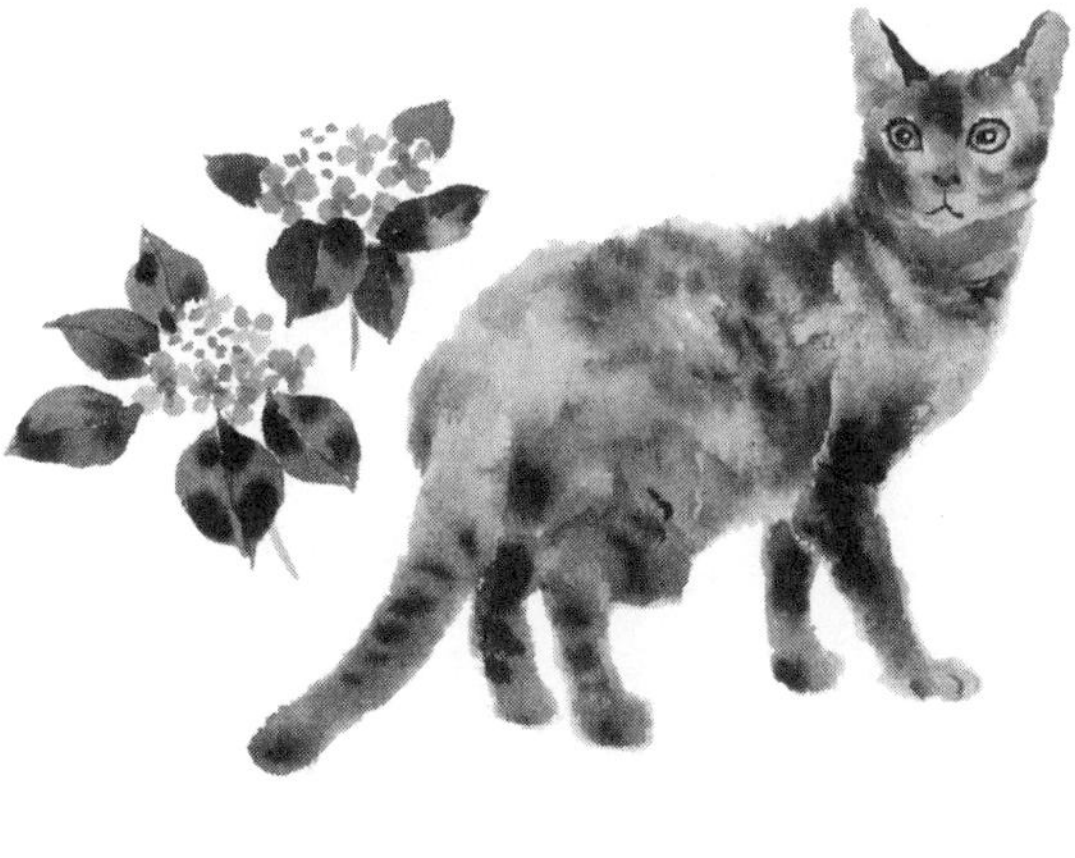

# 万国ケア博覧会のすすめ

（二〇一六）

二〇二〇年の東京オリンピックの次は、大阪での万国博覧会開催らしい。二〇二五年に誘致したいとの政府の意向である。

一九七〇年の大阪万博を、私は中学校の特別研修で行った。当時は多くの青少年が万博マニアとなり、パビリオンで見る世界に憧れ、夢を羽ばたかせた。今の為政者たちはその世代だ。もう一度夢を見たい。経済的な理由ばかりではなさそうだ。

だが、日本と世界は半世紀で様変わりした。進歩と調和への夢は、停滞と戦争という現実に打ち破られている。経済成長に明るく輝いていた太陽の塔は、ぼってりと内臓脂肪を蓄えてうつむいているように見える。世界は、少なくとも日本を含む先進国は、急速に年老いたのだ。

その私たちにとっての大きな課題は、発展ではなく、ケアである。機能の衰えていく高齢者のケア、流動化する不安な社会に働く労働者のケア、数少ない子どもたちが健やかに育つためのケア、障害をもった人のケア…このようなケアの必要に満ちた世界は、人類がはじめて経験するものだ。今は若い国々は、その活力で老いた先進国をケアすることで経済を回すことになる。ケアのグローバル化とは、地球全体でケアしケアされる社会を実現することである。

一方でケアは、人類が太古から持ち続けてきた資質である。人類はそれぞれの国や民族で、多様なケアの仕方、その制度を発展させてきた。高齢者や障害者のケアでは、国境や民族の壁を越えて、今それぞれのケアの学びあいがはじまったばかりだ。

世界のさまざまなケアが一堂に集まって、披露しあい、教えあう。そこでは遠い他国で高齢者となった気分で、そのケアを実際に受けてみる。パビリオンのケアホテルに滞在なんてのも、いいな。日本の不便さがわかって、ちょっとがっかりすることもありそうだ。

万博跡地は、そのまま多様なケアの場となる。そうなれば、太陽の塔も、ぐるり、こっちに顔を向けてくれるかもしれない。

## パラリンピックにイマジンを！　（二〇一二）

子どものころから運動神経ではのび太君だった私は、そもそもスポーツに興味がないし、団体スポーツなどというものは差別といじめの温床だという「偏見」を頑固に持っているので、オリンピックは見ない、読まない、聞かない。

ところがロンドン・オリンピックは元ビートルズのメンバーやブリティッシュ・ロックの大物、はてはモンティ・パイソンまで盛り上げに一役買っているではないか。さすがに関心を寄せずにはいられない。主催者も口にしているように、テロ対策の成功と、金融の中心都市ロンドンの復活をアピールせんとする政策に、まんまと乗せられていることには目をつむって。

案の定、その大会の最中、かまびすしいナショナリズムの発揚にへきえきさせられる。それは想定内だったが、まさかは閉会式で起こった。盛大な式のハイライト、なんと故ジョン・レノンのイマジンが大合唱されたのである。「国境なんてないと思ってごらん、そうさ、簡単なことさ。天国なんてないと思ってごらん、僕らの上には青空だけ」というジョンの歌が、各国がいくつメダルを取ったかを競うオリンピックにふさわしいとは思えない。

ここで思うのは、障害者の集うパラリンピックである。ここでは国ごとの競争やメダルの数が取りざたされることが、ほとんどない。だんぜん、潔いのだ。

それにしても、なぜ、これが毎度オリンピックの後に開催されるのか？　一緒にやればよいではないか。団体競技には必ず一人障害者を入れる、とか。ナショナリズムのよい解毒剤にもなると思うのだが…。

ジョンならきっと歌っただろう、「障害なんてないと思ってごらん、ただ人がいるだけ」と。イマジンという名曲は、パラリンピックにこそふさわしい。

閉会式、大画面の中のジョン・レノンが、大英帝国の誇りに酔いしれる人々の頭上で、口パクしている。それは、現代のビッグ・ブラザーが現れたような、ちょっとした悪夢であった。

# ひきこもりと私たち

（二〇一九）

私たちの人生は、積極的に人と交わって社会的な活動をする時と、自分だけの世界にひきこもる時との繰り返しだ。悩みが大きいと、人との交わりはおっくうになる。そんな一日の終わりには、赤ん坊のように丸まって布団を被《かぶ》る。眠りが安らかだと、朝にはまた気力が戻っている。新しい自分がいるような気がする。

神経をすり減らすのは、多くは人間関係だ。それは職場や学校であったり、時には家庭の中であったりする。そんな時、安心して一人になれる空間があって、悩みから離れて過ごす時間がほしい。そこで傷ついた心身を癒やし、また外に出て行く。生きていくためにはひきこもる時間が必要であり、大切な何かをもたらしてくれている。

今の世の中は、生活が豊かで便利になった反面、社会に余裕がなくなり、人と違う振る舞いや考え方、感じ方が認められにくい。小さな失敗が許されない。ひきこもって過ごす時間をつくりにくい。ようやく安心してひきこもって心身を癒やしても、ふたたび社会に出ようとする時には周囲の目が厳しい。そのような雰囲気が、「ひきこもり」と呼ばれる人を増やしている。

最近のいくつかの事件によって、「ひきこもり」は特殊な人たちの病的な状態だと思われてしまった。だが、ひきこもるきっかけ、それからの過ごし方、回復やその後の人生は実にさまざまだ。長くひきこもったまま苦しんでいる人と、私たちが自分の傷を癒やすためにしばしばひきこもることの間に、実に多様な「ひきこもり」という状態がある。

なくそうとしても、世の中と人生はひきこもるきっかけだらけだ。無理に引っ張り出そうとしたら、傷口がまた開いてしまう。

ひきこもりの支援は、安心できる人間関係をそっと差し出し、ひきこもっている時間が少しでも豊かに過ごせるようにすることだ。そして、ひきこもりから戻ってきた人が歓迎祝福されるような社会でありたい。

もしかしたら、大切な何かをこの社会に持ち帰ってくれているかもしれないのだ。

## ●「ごみ屋敷」問題を考える（二〇一四）

「京都市不良な生活環境を解消するための支援及び措置に関する条例」案、いわゆる「ごみ屋敷条例」が京都市議会で審議されている（二〇一四年一〇月六日現在）。

「ごみ屋敷」（TV番組が面白半分に流行《はや》らせた、なんだか失敬な言葉だ）の原因は、老化や疾病、障害、貧困などさまざまだが、共通するのは社会的孤立という背景だ。独居高齢者や貧困の問題はこれからますます深刻になる。強制的な命令や撤去、罰則だけで解決するものではない。

しかし、条例案は、「ごみ屋敷」への立ち入り調査や即時執行、撤去命令や代執行などの強制的介入、さらには氏名など個人情報の公表や過料といった強制、制裁が目立つ内容だ。これでは地域社会からの非難を煽り、当事者の孤立を深めるだけである。

精神的な病気による場合は、さらにデリケートである。私は職業柄少なからぬ「ごみ屋敷」を経験したが、強権的な方法がうまくいったためしはない。統合失調症の人ならば、他人にはごみと見えるひとつひとつに意味があることもあれば、被害妄想によってごみ出しができないこともある。慢性のうつでは日常生活すべてが労苦となる。自分でもわからないまま、ものを捨てることができない人もいる。ひととき、「片づけられない女」という本が話題になったが、発達障害が背景にある場合もある。

隣の墓に供えられた花が枯れるのを惜しみ、部屋に持ち帰っては乾かし積み上げていた女性は、私たちがその「ごみ」の幻想的な美しさにふと感嘆したのを見て、とたんに打ち解けて、徐々に片づけさせてくれた。ごみ出しができなかった男性は、毎日の訪問で玄関前に出されたごみ袋を回収しているうちに、少しばかりキレイになった玄関を開けて、私たちと会ってくれるようになった。

「ごみ屋敷」問題を解決しようとすることに異論はない。しかし、「共生社会」をめざすと言いながら、強制と処罰でものごとを進めようとする姿勢はいただけない。問題は、不寛容に傾いた私たちの「心のごみ」なのかもしれない。

# 不寛容やめますか、それとも…（二〇一九）

覚醒剤などの違法薬物の使用で逮捕される有名芸能人のニュースが絶えない。

こう書き始めると、違法薬物の使用を撲滅しよう！　と続くと読者は思うだろう。精神科医なら当然でしょ、と。だが、違うのだ。政治家の不祥事の度に有名人が逮捕されるのはなぜか、と書こうか？　本当はそれも書きたいが、違う。

人類は薬物の使用と共に進化してきた。アルコールも薬物である。カフェインはなんと「覚醒」作用が主である。「覚醒剤やめますか、人間やめますか」という強烈な標語があるが、本当にそうならば、人類は今頃絶滅している。意外にも、事件や事故にいちばん結びつきやすい薬物はアルコールだ。覚醒剤などの違法使用は「被害者のない犯罪」と言われ、法律自体が疑問に付されることもある。

あたかも悪質で凶悪な犯罪のように言われる「薬物中毒」「ヤク中」は、物質依存症と呼ばれる「病気」である。まったく病気がない健全そのものの人がいないように、依存症も多かれ少なかれすべての人が持っている。そのバランスの上に生きているのだ。病気や依存がゼロの人なんて、どこに魅力があるのだろう。

当然、誰もがバランスを崩すことがある。そのきっかけでもっとも多いのは、孤独な人間関係だという。だとしたら、薬をやめられないから病気であると言いながら、薬をやめることが治療だというおかしな話ではなく、孤独な人間関係を変えることが治療だ。多くの海外の依存症治療はすでにそうなっている。法律の厳罰化で病気は防げない。ましてや世間を挙げて糾弾するのは逆効果だ。

日本には「七転び八起き」という美しいことわざがある。しかし、誰でも一度つまずくと立ち直りにくい今の社会の仕組みが、依存症の人にそれを許さない。一度転んだら、人間をやめろと言う。それだけ社会が不寛容になっているのだ。なんと生きづらい。

ならばこう言おう。不寛容やめますか、それとも、人間やめますか？

# 七つめの虹の色は

（二〇一四）

ソチ冬季五輪が終わった。自国他国の選手の活躍に多くの人が熱中した。私の患者さんたちも自分が応援する選手の活躍をリアルタイムで見たいと、薬を調整して夜更かししたり、苦手な早起きに挑戦したようである。主治医の私も、その微笑《ほほえ》ましい努力を笑って許し、かつ勝利をともに祝うしかないのであった。

五輪という国家イベントに懐疑的な私だが、この祝祭の雰囲気はいやではないし、社会の活力のためにもお祭りは必要だ。

だが、五輪報道の一面性には違和感を感じる。

今回のソチ五輪では、ロシアの「同性愛宣伝禁止法」への国際的批判が盛り上がった。開催国ロシアは、「すべての個人はいかなる種類の差別もなく、五輪精神によりスポーツを行う機会を与えられなければならない」と定める五輪憲章に明らかに違反している。

そのために、米、独、仏等の国の首脳が開会式を断固ボイコットした。世界中の少数者差別と闘う団体が五輪協賛企業を批判した。ドイツや五輪発祥の地ギリシャの選手団は、同性愛差別に対する抗議の象徴である六色の虹色に染めたウェアやグローブで開会式に臨んでいる。世界的ＩＴ企業のグーグルは、私たちのパソコン画面をその虹の六色で彩り、差別に抵抗した。

そんなソチ五輪の開会式に、日本の首相らは何ら批判もなく出席して友好をアピールした。このことに、日本のマスコミや政治家はまったく無関心だ。在日の人々に醜悪な罵声を浴びせるデモが各地で横行し、世界は日本の露骨な差別主義を懸念しているのに。

ところで、日本では虹は七色である。この国の古人の感性は、虹にもう一色、欧米の人々よりも多い色彩を見いだしてきたのである。虹にもうひとつ主張を加える余地を、私たちは手にしている。

六年後には東京五輪だ。その時、この一色に、レイシズム（人種差別主義）への抵抗の意志をこめてはどうだろうか。あらゆる人種のすべての人々のための、自由と平等の祭典として。

## コロナと対人支援

（二〇二〇）

私たち医療や介護という仕事は、コロナ禍の中でも支援相手と直接対面しなければならない。医療はもちろん、たとえばお年寄りの入浴介助などは大変だ。独居の障害者の生活を支えるには、長時間の密な介助がいる。ひきこもっている人の援助では、一緒に外出できることが不可欠だ。

この間、利用者にもスタッフにも発熱し体調を崩す者が頻繁に出た。そのたびに、現場は厳しい緊張を強いられた。必要な支援がどこまでできるか、誰が最もリスクを負うのか、誰がどう決定する責任を持つのか？　何よりも、利用者の命と生活は守られるのか？

多くの事業所の中には、コロナ感染の疑いがあるや、援助を中止するところもあったと聞く。

ぎりぎりの決断ではあろうが、利用者中心という理念を忘れていないか。感染よりも社会の非難を恐れていないか。

自分たちの職場は大丈夫だとは言い切れない。京都での流行が小康を得た機会に、スタッフ全員でこの間の支援を振り返ってみた。話し合いの前提として、各人が抱く不安の種類や程度はそれぞれに違うことを認め合うことを確認した。

マスク、手洗い、社会的距離の保持は徹底した。しかし、毎日のミーティングは、相手のニーズを共有しチーム支援をするために必須であり、テレワークにはしなかった。そのために不安を感じていても言い出せないままでいると、支援に悪影響する。体調不良で休んだスタッフは罪悪感を抱くが、それも解消されねばならない。ストレスがたまると、相手の多少のハメ外しも非難してしまう…そのような体験や感情を話し合うことで、しんどかったこの数カ月にも、自分たちが必要な支援をしてきたことに自信を持てた。

コロナ後の世界は、対人支援の仕事がますます重要になる。医療、介護にたずさわる人たちが、リスクと向き合いながらも必要な支援をひるまず届けるための合意をつくっていくことが大切だ。これからも襲ってくるであろう不確実な未来を、持ちこたえるために。

# 人工知能と共感能力

（二〇一六）

人工知能が脚光を浴びている。プロの棋士に勝ったコンピューターや、話題になっている自動運転車も人工知能である。ディープラーニングという新しい方法によって、人間と同じような判断力を自力で得られるようになるらしい。そう遠くないある時点で、人間の仕事のほとんどが人工知能に奪われるという。人工知能は人間への脅威なのか。

鉄腕アトム世代の私たちは、人工知能というと、人間と同じ姿をしたロボットを想像してしまう。アトムは「心優しい科学の子」で、人間を助ける正しい「心」を持っている。私たちは、知能が発達すればそこに心も生じるはずだという素朴な思い込みを持っている。

だが、一流の棋士が束になっても勝てない知能を持ったコンピューターではあっても、そこに心があるとは思えない。負けるとプライドが挫《くじ》かれて連敗を喫してしまうというような人間くさいことはなさそうだ。自動運転車にぶつかられて、カーナビみたいな声で謝られても、許す気にはなれないだろう。

人間とそっくりのアンドロイド（身体は人間で、脳だけが人工知能）と人類の闘いを描いた有名なSF、『アンドロイドは電気羊の夢をみるか』では、アンドロイドも人間と同じく喜び悲しむ。だが、ひとつだけ持てない感情がある。共感能力だ。人間はその共感能力のために、自分を犠牲にしてでも困っている相手を助けようとすることすらある。それを理解できないアンドロイドは、結局人間に負けてしまう。

共感能力は、人間がこの世に無力な存在として生まれ、多くの他者に守られながら育ってきた記憶によって支えられている。人工知能は、そのような他者との共生の歴史を持つことがない。だから、人工知能が人間を超える日はまだ遠いだろう。

だが、沖縄で少女の死よりも基地の存続が優先され、年寄りは早く死ねとばかりのことを政治家が言い、戦争とテロがはびこる現代社会では、人間の共感能力も危うくなってきた。

人間への脅威は、いまだ人工知能ではなく、人間だ。

## バトンをつなぐ

（二〇一〇）

昔、「社会運動」というものがあった。自分たちの力と知恵で社会を変えようと夢を見て、老若男女が同じ目標のもとに集いあった。

もちろん、今も地道に貧困や子どもの虐待などの社会問題に取り組む若者たちがいる。そんな人たちには、また年寄りの繰り言だと言われそうだ。だが、私がかかわってきた精神医療改革の運動でも、今の精神医療が細分化しすぎて、共有できる改革目標がない。他の障害者解放運動でも悩みは同じだ。これまでの社会運動の成果として法律やシステムができると、さらなる権利に向けた運動が続かなくなるのだ。

ある一日、精神・身体・知的障害者の当事者とその支援者が集まり、自分たちが積み上げてきた運動のバトンを次の世代とどうつなぐかということについて話し合った。そこで、福祉事業所を運営する中堅の支援者の話に打たれた。

今の若い人たちは、お金や偉くなることには興味がない。お金も地位も人生を保証してくれる時代ではないことが身に染みている。だから、人生を語り合いたいと本気で思っているようだ。この数年、社会に出たばかりの若者がそんなふうに変わってきている、と。彼らにとって、障害を持ちながら一生懸命生きている人たちに接することに魅力があるのだ。一方的に支援をするのではなく、障害者の人生に教えられ、自分が救われているかのようだ。そのような仕事の魅力、自分たちの人生にとって見いだした意義を、先輩たちとも語り合いたがっている。それに応えられるバトンが必要なのだと、彼は言う。

今、そんな若者たちの前途に、コロナ禍が襲う。私たち先輩は、ひたすら不安におののき右往左往するだけだ。社会全体も大打撃だが、感染の直接の影響が少ない若者たちにとっては、さらに理不尽な災禍だ。

若い世代が生き延びるための支援を考えることが、私たち年長者の役割であり、社会全体の使命だ。彼らのこれからの長い人生にとって、意味のあるバトンとしてつないでいくために。

## 「共生」の時代の若者たち

（二〇一九）

この頃、起業をめざす若い人たち、それをサポートする、やはり同じように若い人たちとのつきあいが増えている。

私のやってきた地域精神医療の活動は、普通の医療機関を運営するのとはずいぶんと違う。医師が頂点にいて指揮をとるのと違い、それぞれのスタッフが病院という場を離れ、利用者の生活現場で自ら判断して責任を持って動かなければならない。そうでなければ、相手の生活の場に医療組織の見方を持ち込んで、治療のための生活管理になってしまう。そうならないように、ヒエラルキーがなく、おのおのが主体性を持って働くことが必要だ。

このような組織づくりは言うは易しだが、医療の世界では難しい。一〇年以上続けるうちに、さまざまな組織運営上の矛盾が生まれ、志気の維持が難しくなる。

そんな時に、ある若手のコンサルタントに出会った。自分たちの行き詰まりを、第二創業に挑む時だと位置づけ、三年に及んで日夜共に議論してきた。彼は自分の仕事を〝伴走者〟と位置づけ、大きな変革にも行動を共にしてくれた。その彼の信条は〝社会貢献する起業・企業の支援〟だった。彼を起点に、多くの若手起業家とその支援者たちと知りあうことができた。

ある日、その彼らの何人かと歓談した時、なぜ今の時代に君たちのような若い人たちが「人生を楽しく、社会をよりよく」とまっすぐに言えるのかを聞いてみた。意外な答えだった。自分らは大変な不況に直面して働き口もない、将来も見通せない時代に社会に出て、唯一、何をするのも自由だという立場を得た。だから自分がよいと思うことをするしかないのです、と。

才能や教育レベルなど、同世代の中でも彼らは恵まれているのだろう。しかし、その幸運を自分だけのものにしないという姿勢を、意志して持ち続けている。

「共生」が今の社会の合言葉のようになって久しい。だがそれを自然体で実践するのは、難しい。そこをクリアする世代が育ちつつあるのかもしれない。

## 小さきものの声

（二〇二二）

福島の若者六人が、原発事故の被ばくによって甲状腺がんを発症したとして、東京電力を訴える裁判を今年一月に起こした。国は、福島の調査で見つかった甲状腺がんは、放射線被ばくとは関係ないと言い続けてきた。それは福島に対する差別や偏見につながると言う。少なからぬ県民も「風評被害」だ、そのことには触れないでほしいと言う。これに賛同する学者もいる。だが、これらの言い分は本当だろうか。

現実には、まれな病気である甲状腺がんが調査で三〇〇人近くに見つかり、二〇〇人以上が手術を受けた。今回提訴した若者は、それらの中でも重症だった人たちであるが、実際に手術を受けた人たちの情報は発表されていない。医大で手術を担当した元教授は、当初、普通にはありえない事態だと述べたが、その後は一切口をつぐんでいる。被ばくの影響があるという学術論文も多いが、それは社会一般には知らされていない。

学者たちは、本来誰にでもあるような無害な腫瘍が、調査で過剰に見つかっただけだと言う。この理屈自体は医学的には正しいが、若者に「重症」甲状腺がんが多発しているという目の前の現実の事態を説明できない。

政府、学者が否定しているので、原告の若者たちはネットやマスコミで口汚い非難にさらされている。利害のある大人に利用されている、と。コロナ後遺症も、子宮頸《けい》がんやコロナのワクチン被害を訴える人たちも同じように言われてきた。

コロナ禍以来、科学は安易に断言し、統計的に少数なものは存在しないかのように扱われる。実際に苦しむ人がいるときに、科学や統計がその小さい存在の声を押し殺すために使われるのだ。世の中の体制と大勢を守るために、科学や統計の言葉が使われる。そして、目の前に存在する患者の訴えにどう向き合うという医療の原点が見失われる。

今の社会は、コロナ禍と戦争でますます余裕がなくなった。小さきものの声に向き合う姿勢が、失われていないだろうか。

# 10年目の3・11に

（二〇二一）

あれから一〇年になる。襲いかかる津波が家並みと田畑を飲み込み、車の列を流すのを映すテレビの画面に、同僚が叫声を押し殺して目をそむけるのを見た。翌日には原発の爆発が報じられた。ほんの一カ月前、その近くで精神障害者の家族会大会があった。そこで私は講演し、原発のすぐ近くの病院や福祉施設の人たちと親しく語らっていた。

その幾人かとようやく連絡がとれて現地に駆けつけた。共に酒を飲み、彼らのまだ生々しい話を聞くことしかできなかった。夜は強い余震に飛び起き、酔いは恐怖にすっかりさめた。

それからしばらくして、彼らの施設から荷物を運び出すために、防護服に身を固めて立ち入り禁止区域に入った。地表で一〇〇マイクロシーベルトという驚くべき放射能に汚染された森の中のそこは、永遠に時間の止まった美しい廃虚であった。

以前、阪神大震災の三日後に現地を訪れた。ぐにゃりと曲がった鉄路と崩れ落ちた高架橋、傾いた高層ビル、潰《つぶ》れて粉塵の臭いが立ちこめる家々。だが、多くの犠牲を伴いながらも、まだ当時は、復興の槌《つち》音が聞こえてくるのは早かった。

それから海の向こうで戦争とテロがあり、不安が世界を覆った。金融恐慌が起きた。東日本大震災と原発事故はそんな時に起きた。文字通り人間の住めなくなった原発の地は、地球にえぐられた深い生傷だ。

ごまかすことも、隠すこともできない、癒えることのない傷。いやおうなく傷と向かい合う人々の日常。社会も人も、そんな時代にいる。国が経済的に発展することで、すべての傷が修復されてきた、決して楽ではなかったが無垢《むく》で過ごせた成長の時代は終わった。

今、世界はコロナ禍に揺れている。次々に生じる新たな感染症は、乱開発や格差拡大という人類自身がつくった傷口から人間を襲う。その傷を塞《ふさ》げるかどうか、人類は試されている。

先日、東北は3・11の一〇年を経た余震に揺れた。原発も再び深刻なトラブルを抱えた。傷ついた世界の中で、3・11は終わらない。

## 「難民」と共に生きる国に

（二〇一二）

ガザ地区とイスラエルの紛争で爆撃を受けるパレスチナ難民の子どもたちの悲痛な姿が、この数日頻繁に報道された。しかし、「難民」という言葉は、私たちには縁遠く感じられる。

移民や亡命、そして難民に対する日本の門戸は狭い。五千万人いる世界の難民のうち、日本で難民と認定されるのはごくわずかだ。小さな島国という地形に守られ、海外との行き来を断った鎖国の歴史。その影響が、延々と現代まで続いているかのようだ。

だが、国の内外の争いによって、世界には難民が絶えず生まれている。だから難民問題の解決は、「国家」を作った人類の課題だ。

在日の人たちが、かつてまさに難民であったことを意識する場面は、現代の日本では少なくなった。しかし、新たな「難民」が日々生まれていることも、意識されにくいままである。

寒空に年を越す部屋がない多くの若者が、現代の難民として「派遣村」に集まり、この国の貧困という現実を人々につきつけた。

次に、大震災と原発事故が東北の人々を襲い、多くの人が住む場所を失った。なかでも、原発事故による放射能汚染は、強制移住という悲劇を生んだ。さらに放射能に対する不安から、多くの母親と子どもが全国に避難している。彼らは自主的に避難したのだからと、補償の対象外とされている。ようやく他県に住居を得ても、先の保証は全くない。国の無策と相次ぐ事故の隠蔽（いんぺい）、住民の不安にまともに対処できない怠慢が生んだ、新たな難民である。

国や政府はウソをつく。国民の命を犠牲にしてでも争いあう。国が人々を守らない時、難民が生まれる。その歴史を反省した世界の国々は、難民支援を社会の義務だと考えている。多くの難民を抱える地球の上では、それが「普通の国」だ。

皮肉なことに、日本は3・11によって、ようやく「普通の国」となった。難民と共に暮らしていく国に。その現実に、私たちはこれからずっと、正面から向き合えるか、どうか。

# 精神のフレコンバッグ

（二〇一六）

二年ぶりに福島を訪れた。震災直後に相馬市、南相馬市を訪れ、ある施設の引っ越しを手伝うのに、原発の直近まで行ったことがある。放射線防護服に身を固め、厳重な検査を受けた。美しい森に囲まれた施設の入り口で、通常の千倍の放射能を検出して驚いた。

その二年後に同じ場所を訪れ、計算通りに放射能が減弱していることをみた。だが、残った放射能は、その核種の性質から、これ以上は数十年という長い年月をかけなければ減らないこともわかっている。

それでも福島市や郡山市など都市部では、人々は穏やかな日常を取り戻し、復興は進みつつあるようにみえた。私の中でも、震災も原発事故もだんだんと過去のものになりつつあった。

今回、いわき市から楢葉、富岡、大熊、双葉、浪江と、原発の脇腹を貫く国道六号線を走り、そこで見た光景に愕然《がくぜん》とした。各所の線量計に、通常の数十倍の高線量が表示され、その中をひっきりなしに車が行き来する。バイクは通行禁止となっているが、車だからといって被ばくを防げるわけではない。

国道の両脇には、手入れされていない林木がうっそうと茂る。鉄柵で囲まれた震災時のままの商品が並ぶスーパー、崩れ落ちて放置された民家の屋根瓦と土壁、一面のススキ野原となった田畑…五年前そのままの風景が残されていた。新しいものは、除染によって出る放射性廃棄物をつめて積み上げられた黒い袋ばかり。

人の手が入ることのなくなった田野と森は、今さらかつての大自然に戻ることもできず、ただひたすら放射性物質とともに崩壊し続ける。原発事故は私たちのこの国にとてつもない空虚を穿った。私たちが抱え込み、見ることをやめてしまった廃墟。この廃墟に不気味に積み上げられた黒い袋をフレコンバッグという。

見たくない現実、忘れたい現実を覆い隠す袋、私たちの精神のフレコンバッグ。どす黒い袋に放り込まれたまま、私たちはどこへ行こうというのだろうか。

## 僕らが信じられる大人であること

（二〇一六）

福島の子どもたちに八丈島の大自然の中で夏休みの保養キャンプを。原発震災の翌年から始めた「福八子どもキャンププロジェクト」は今年、二〇一六年で五回目。五年間続けるという最初の計画を達成、終了した。最初はまだ小学校の子どもだった子が、今年は高校生ＯＢとしてボランティア組に参加。中学生となった子らは、八丈島高校に進学したいと目を輝かせる。それを聞いて、私は八丈島の中学校に行く、という小学生。

父や母、祖父母が親しんだ福島の海や森は、この子らには入れない、除染してもしても森から吹きつける放射能、虚《むな》しく腐る豊富な山菜やキノコたち。

この活動を始めた時、私は問題は五年後からだと思ってきた。チェルノブイリの経験を知っていたからだ。地球の大きな生態系をまわって、これから放射能は再び暴れ出す。多くのところで薄まったとしても、別の所では濃縮されて。
五年間。島で泳ぎ潜り、魚を追って銛《もり》で突いて食べ、森で岩を登り滝壺に飛び込むことを覚えた子らは、それぞれにたくましく成長し、悩みも抱えた。八丈島への移住を夢見る子にも、家族や社会の壁は厚い。そして、故郷を出ることだけが正しい選択肢ではないことも、知っている。

テレビもゲームもない島のキャンプに毎年参加してくるこの子らは、島の大自然の中での遊びに魅せられているだけではない。迎えてくれる島の人々の暖かさ（人はこの島を「情け島」と呼ぶ）、頼れるアニキ、おじさんおばさんのボランティア、その人間関係が子どもらを魅了したのだ。

五年間。私たちの社会ではあの震災も風化しつつある。その裏で、甲状腺がんが見つかる子どもが増えている。走り回れる大地は、今も奪われている。これから彼らが大人になって、この不条理に気づく。それを乗り越えていく力は、幼い日に経験した信じられる大人との交流であるだろう。
それが、この五年で生まれた希望の種だ。この種を芽吹かせ育てること、それが今後の課題となった。

## 6人寄ればもんじゅに勝つ

（二〇一三）

度重なる冷却装置の停止、制御不能な汚染水の漏洩《ろうえい》…福島第一原発事故は収束などしていない。土地の除染の効果は不確かだ。被曝《ひばく》した人々には、将来の健康が不安な日々が続く。

この京都に妻と小さな娘を避難させ、自らは仕事を抱えて福島に残る父親が、妻子との久々の再会の場で私に語った。自分たちはこの先どんな病気になろうと何が起ころうと、福島にいたせいだろうか、放射能のせいだろうかと苦しまねばならない。専門家は、それが正しいとか間違いだとか言う。しかし、そんなことはどうでもよい。専門家なら、その苦しみの解決を一緒に考えてほしい、それが専門家ではないですか、と。

細見周著『熊取六人組――反原発を貫く研究者たち』（岩波書店）は、そんな専門家が今の日本にもいることを教えてくれる。熊取の京大原子炉研究所で原発の危険性を訴え続けてきた六人の研究者のルポである。彼らの一貫した姿勢と研究内容、栄誉にこだわらない潔さ、それぞれ独自の研究分野を持ちながら保ってきた互いの絆。かつて水俣や反原発にかかわりながら、その後無関心に過ごした自分を省み、私は頭を垂れる。

彼らの一人、原子力の危険性を訴える小出裕章に、「原子力ムラ」の学者が嘲笑を浴びせる映像をネットで見ることができる。その小出は、事故後の講演で自分の非力を聴衆に陳謝した。今中哲二は、事故後すぐに飯舘村の汚染を綿密に計測する。「危機管理」が「情報管理」となってしまう危険を、これまでの闘いで深く学んでいたからだ。

今は大学を引退している小林圭二を中心に、六人組は高速増殖炉「もんじゅ」の運転差し止め訴訟を勝利に導いた。「三人寄れば文殊の知恵」と言うが、六人寄ると「もんじゅ」に勝つのだ。知恵が集まれば、社会を変えることができる。

3・11後、科学や専門性は社会と切り離せない不確かなものだと、私たちは痛切に知った。熊取六人組の生き方は、その上に立って、揺らぐことがない。

## センチメンタル・ジャーニー　（二〇一四）

最近、かつて自分がいた土地を無性に訪ねたくなる。もうまるで隠居さんみたいだなと思うが、旅への誘惑がやみがたい。

生まれた島には記憶がない。三歳までいたと聞いている雪国の思い出は、現実だったのかどうかわからない。高校まで暮らした地方都市とは、疎遠なままだ。

はるか昔、海の武将たち、水軍の島は、敗戦後、造船によって日本の発展を支えてきたが、今は見る影もない。大きな病院は島にひとつしかないので、ここが自分の生まれたところだとわかる。目の前にしてみるが、実感がわかない。

かつて住んだ雪国に、秘湯と呼ばれる温泉がある。紅葉の秋だというのに閑散としていて、川の底から湧く露天風呂を独り占めできる。ここに両親に連れられて来たのは、いつだったか。

雪の間から湯気が立つ情景だけが記憶に残っている。

そこにかつてウラン鉱山があった。その峠の茶屋に、ウランの原石が置かれていた。粗末な木箱の中で、その石は未来を夢見ているかのように青く光っていた。

思春期に遊んだ街角は、どこも同じ地方都市の風景だ。人々で賑《にぎ》わっていた商店街は、ひっそりとシャッターを閉めている。路地に老人介護の車が出入りし、下校姿の子どもたちの小さな集団が走り抜けていく。

半世紀はまるで夢のようだな、と思う。敗戦から立ち直ったばかりの島に生まれ、静かな雪の里に育まれ、高度成長の真っただ中で沸騰する地方都市に青春を過ごした。そして、今、熱のない昼下がりの陽光のような時代に歳を重ねている。

だが、どこからともなくやってくるこの焦燥はなんだろう。あの美しかったウラン原石から、原発事故という悲劇が生まれた。街々は、いつからどこもかしこも同じ顔になってしまったのか。あの子どもたちの小さな集団は、これからどこへ向かっていくのだろう。

旅にあって、人の生きる社会のこの不確かさ、果てしもなさに、しばし立ちつくしてしまうのである。

## 認知症800万人時代に

（二〇一四）

「高齢者に認知症四六二万人、予備軍を含めて八〇〇万人」という厚労省の研究班の発表が社会に衝撃を与えている。国の発表する数字は常に用心して見ないといけないが、高齢化が超高速で進むことは確かで、認知症は加齢とともに幾何級数的に増加する。認知症についてどう考え、どう扱うかは、これからの日本人の大きな課題である。

そして、この数字は「誰でも認知症になりうる」とも読める。だから、認知症問題は他人事ではない。やがてみんながなっていく状態を「病気」というのはおかしい。もしかすると認知症は、私たちの人生の一部だと考えたほうがよいのかもしれない。

だが、認知症は本人にも家族にも重い負担を強いる。ことにＢＰＳＤと呼ばれる精神症状、つまり、物を盗《と》られたという妄想や幻覚、興奮や徘徊《はいかい》等があると、精神病院への入院が必要となることが少なくない。しかし、人手が少ない精神病院では、鎮静剤のために寝たきりになることも多い。

ところが、認知症とそうでない人の間にはっきりした境目はない。早期に発見されて予備軍と言われる人の多くは、実は本格的な認知症になることはないという研究もある。また死後に解剖すると重症の認知症の脳をしている人が、生前しっかりとした人であったことも多いという。軽い認知症と診断されることで、かえって不安が強まり、急にまるで認知症らしくなってしまうこともある。薬の効果が宣伝されるが、それが本当に個人の病状の進行を遅らせているかどうかは評価のしようがない。

つまり、わからないことだらけなのである。人類はまだ、認知症を認知できていないのだろう。

認知症が、私たちの人生の一部なのであれば、私たちは薄明に生まれて、薄闇に死んでいく存在だ。そうした存在であるならば、私たちが赤ん坊や子どもを守り育ててきたように、地域で一緒に暮らし、つきあい助けていく作法をつくっていかねばならないのだろう。

## ある晴れた朝、突然に

（二〇一五）

日本は精神病院大国である。全病床の五つに一つが精神科のベッドだ。ダントツ世界一である。自慢してよい？　まさか。

精神障害者が地域で暮らすための支援は増えず、そのために差別や偏見が解消せず、結局、精神病院に頼るという悪循環がある。

精神障害者のことは自分とは関係ない、精神病院で平穏に暮らせばよいのではないかと思う人が多いだろう。だが、実は、これはすべての人たち自身の問題だ。誰もが認知症になる可能性があり、十年後には認知症老人八百万人という時代がくる。そして、認知症の人の多くが、幻覚や妄想などの精神症状をもつ。

変化への適応ができず、身体的にも多くの病気を抱えた高齢者は、認知症になっても住み慣れた暮らしを続けることが大切である。精神病院にはお年寄りのケアをきちんとできる人材も設備もない。諸外国では、認知症の人にむやみに精神科の薬は使わない、精神病院には入れないということが、国全体の方向性だ。

だが、今年年頭に厚労省が発表した「認知症施策推進総合戦略（新オレンジプラン）」は、その動きに逆行している。長期入院になることもやむなしとして、積極的に精神病院を活用しようとしているのだ。最初は、そうではなかったが、政治家からの横やりが入った。最近も政治献金問題で名前の出る議員もその一人で、一族には精神病院の経営者がいる。この動きにそって、精神病院業界の代表は、精神科の病床を減らす必要はないと言う。

精神障害者を地域社会から排除してきたので、私たちは精神症状の扱いに不慣れだ。だからいったん認知症になって精神症状がでると、家族も医療者もお手上げなのだ。その結果、認知症になって戸惑う私は、ある晴れた朝、突然に、手足をくくられて精神病院のベッドで目を覚ます。

他人事ではないというのは、こういうことだ。精神障害者を受け入れる社会をつくっていけば、この暗い未来は変えられる。今からでも、遅くはない。

## 忘るるもまた楽しからずや

（二〇一九）

「注文を間違えるレストラン」が話題になっている。老いてもまだ働きたい、社会の役に立ちたいと人は思う。ちょっと物忘れが目立って認知症と呼ばれる状態になっても、その気持ちは変わらない。そんな認知症の人たちが働くレストランやカフェという活動が生まれ、全国に広がっている。

今後八〇〇万人にもなるといわれる認知症。各年齢別にその出現率をみたらどうなるだろうか。認知症は七五歳から急速に増えはじめる。九〇歳代になると、なんと半数以上の人が認知症となる。世は人生一〇〇年時代だ。となれば人生の最後の一〇年では、認知症をもっていることのほうが普通だということだ。

そんな普通の人たちが働きたい、人とつながり社会の役に立ちたいという普通の気持ちを持ち続けるのを応援したい。それを形にしたのが、この試み。注文を間違えたっていいじゃないか、普通のことなんだから。

この京都でも昨年、「注文を間違えるリストランテ」が開かれた。一流のホテルやカフェで、半日、認知症の方々が注文をとって働いた。満員の客席をてきぱきと…とはいかず、ちょっと戸惑いながらも真剣に注文を聞いてまわる。何度も注文を聞いてようやく覚えると、前の注文を忘れる。持ってきたら同じ品が二つ、あれぇ？　と悩んでいると、向こうの席から、もうひとつこっちですよーと声がかかる。間違えてきた品を、あ、私こっちのほうがいいです、ありがとうとお客さん。お店全体に優しい気遣いと笑いがたえない。間違えた、ごめんなさい！と謝っても謝られても、一緒に明るく笑おう、お互いさまなんだから。

こうやってだんだんと、間違いが普通に受け入れられる暮らし方に、私たちのほうが慣れていく。まちがいに寛容な世の中、老若男女、一緒に過ごせる世の中を、普通に老いて普通に物忘れしていく認知症の人たちと一緒につくる。

老いたらみんな認知症、そうなったらもうおしまいという、「幸せを間違える社会」にならないために。

## 真夜中のラーメン　（二〇二一）

なじみのグループホームに病院から帰ってきたおじいちゃん。口から食事をとると誤嚥《ごえん》して、肺炎になるリスクがある。介護者もおそるおそるだ。

と、ある深夜。

ぱっちりと目覚めたおじいちゃんが、夜勤者のいる食堂に出てきて「ラーメンが食いたい！」と言うのだ。その断固たる調子に驚いた介護者が、今なら食べられると踏んでラーメンを作った。おじいちゃんはごく自然に自分でラーメンをすすると、うまいと会心の笑み。

その様子を動画にとってSNSに投稿したところ、やっぱりであろう、大炎上した。いわく、もしものことがあったら誰が責任をとるのだ、個人の判断で勝手なことをして許されない、利用者のわがままを聞くだけでいいのか、等など。

最近認知症にかかわりはじめて、全国の熱意ある介護者たちと知り合うようになった。その中で知った話である。この炎上事件で全国的な討論集会が開かれ、賛成派と反対派が顔を合わせて意見を闘わせたという。これがすごい。

実は精神医療でも同じような話はある。隔離や拘束をめぐって、それをやめようという意見が出ると、必ず、ではどうするのだ、治療にならない、少ない人員で必死でやっているのだと反対される。だが、両者が同じ場所で真正面から意見を交わすことはない。介護の世界は、まだ歴史も人も若い。模索と試行錯誤のただ中で、それを阻む大きな権威もなく、自由な討論が許されるのだろう。

たかがラーメン、一食。

だが、人生の終わり近くにあっては意味が違う。最後の晩餐《ばんさん》かもしれぬ。本人の笑顔の価値を無視しては、人間の介護とはいえない。しかし、介護者や施設の責任もある。正解はない。これから私も含め多くの人が、他人のケアに頼って生きる。その時、この私の人生の幸せを何におくか。その幸せを守るために、ケアしてくれる相手に、そして家族や社会に対して、何をどう伝えていくのか。

真夜中のラーメンがそれを問うている。

# 8月は死者の月

（二〇一三）

この国の八月は、死者の月である。

広島、長崎、敗戦、集団自決、南の島で飢餓線上をさまよう兵士。そして、盂蘭《うら》盆、送り火、無縁仏…。

古来この国では、死者はいつも私たちの身近にいる。彼岸という名のあの世が、年二回、季節とともにめぐってくる。死者の魂は、湿っぽい夏の夜に蛍火のように飛び交い、幽霊はひっそりと枕元にたたずむ。

死はいつも、静けさの中にあった。広島も長崎も、音もなく広がるキノコ雲として古いフィルムに刻まれ、くり返しテレビ画面に映し出される。敗戦は、よく晴れた真昼の夏の日、蝉《せみ》時雨《しぐれ》にかき消される古びたラジオの音声だ。お盆、誦経《ずきょう》だけが響き、人々は静かに死者を迎え、見送る。この国では、死者と生者は静かに寄り添いあって、粛々と日々をやり過ごす。

あの戦争だけで三〇〇万人の、死者の群れ。彼らと私たち生者のこの静かさに比べ、今、この国の指導者たちはかまびすしい。

国の無策と無謀のために死に追いやられた人々を、謝罪ではなくたたえるのだという。広島と長崎という悲劇を生き延びた人々の、核廃絶の願いを一顧だにせず、沖縄に他国のための軍備を拡張し続ける。福島の原発事故は、放射能汚染水の海洋流出が止まらないが、原発を再稼働し輸出しようとしている。ナチスの手口を学んで憲法を書きかえ、若者を徴兵して戦争ができる国にするという。

そこまで勝手されても、黙して従順な私たち生者に、もの言われぬ死者たちは、戦争と核兵器に殺された死者たちは、恨めしかろう。口惜しかろう。

この国の裏側、南米の国々にも「死者の日」がある。そこでは死者と生者が共ににぎやかに飲み食いし、骨を打ち鳴らして踊るという。

地球温暖化のせいだろうか、この国の夏は、すでに亜熱帯だ。ならばいっそのこと、私たちは従順でおとなしい温帯人でいるのをやめてみたらどうか。この灼熱《しゃくねつ》の八月、死者の月に。

# 「殺すな!」をふたたび

（二〇一五）

英語で高校や大学の二年生のことをsophomoreという。一説では、ギリシャ語のsophos《賢い》とmoros《バカ》を合わせた「かしこバカ」という意味らしい。一年生は初々しいフレッシュマンだが、二年生になるとなまじ知恵がつくために愚かなことをしでかすのだ。

私たちは今、ネットで検索すれば、何でもすぐに知ることのできる時代にいる。何かニュースがあれば、皆が一斉にネットを調べ、大量の情報を入手し議論する。ひとつの情報から手軽な主張が生まれ、反対者には罵詈《ばり》雑言が投げつけられる。ネット社会では、誰もがなまじっかの知恵をつけた「かしこバカ」の二年生となる。

今回のイスラム国による人質事件で、ネットで交わされるさまざまな意見に触れ、政治・宗教・文化が複雑に絡んだ中東の歴史は、私たち日本人には一筋縄では理解できないことを痛感した。背景の国際政治も複雑だ。そのことを知ろうとするのは大切だが、断片的な情報を寄せ集めて理解できるものではない。なのに多くの人が、人質の命そのものよりも、現政権の中東政策がどうであるか、テロの要求に応じることがどんな結果をもたらすか、などの議論に熱中した。

そこでは「殺すな！」という素朴な声は、無知の証明であるかのごとく無視される。ごく当たり前の素朴な感情が、寄せ集められただけの情報と知識に圧倒され、かき消されたのである。

かつてベトナム戦争の時代、政治的対立を超えて市民が集まって戦争に反対した。そこで放たれた言葉が「殺すな！」であった。これは、岡本太郎の筆によって世界に発信された。

いつの時代にも、大切なのは「殺すな！」という一事である。それを現実にするために専門家がおり、政治家はその結果に責任を負う。だから私たち市民は、今の目の前のこの命が大切だという自然の情、惻隠《そくいん》の情からもの言えばよいのだと、なぜ自信をもって言えない世になったのだろう。

ようやく二年生になったばかりの私たちに、卒業ははるかに遠い。

## しなやかな異議申し立て

（二〇一五）

安全保障関連法案に反対する学生や若い人たちのデモが各地に広がっている。自分たちの生活、自分たちの将来に直結する問題であることを、若い感性が敏感に感じ取ったのだろう。従来のデモのような組織に動員されたものではなく、ひとりひとりが自然に立ち寄り、歩き、また散っていく。そこで彼ら、彼女らが発する言葉が、新しく爽やかだ。

若い人たちは、いつも自分の大切にしている現実から語りはじめる。自分たちが今まで政治や社会に対して何も知らなかった、考えてこなかったこと、今はじめてこれは自分たちの問題だと気づいたばかりであること。こうしてデモに来るようになっても、普段は買い物やおしゃれを楽しんでいること、いまだ政治に興味のない友人たちから浮いてしまってつらいこと、それでもなぜ、私はここに来たのか。こんなことを、国会議事堂とその中にこもっている政治家たちに訴え、仲間に語りかけている。

従来の政治運動に親しんできた人たちには、生ぬるいお遊びにうつるかもしれない。だが、若者たちがそれを訴える根拠は、殺しあいはしたくないという、その気持ちの切実さだ。このままでは自分たちが人殺しに巻き込まれるという危機感である。それを表現する言葉と行動は、こちらが正しいと相手を説得する言葉ではなく、軍隊式隊列の力で相手を組み伏せようとする行動ではない。

年輩の私たちがなじむのに苦労するラップのコールと、行進ではなく思い思いに踊るためのリズムは、現代の若者たちの体から自然に湧いてくる律動だ。その自分たちのリズムを自分たちで発見し、自分たちが自分たちのために集まっている。誰かに言われたのではなく、自分の思いだけで自然に集まっているところが、しなやかな異議申し立ての言葉となって伝わってくる。

彼ら、彼女らの言葉と行動は、因習と独りよがりに固まった今の政治の世界を、まっすぐに突き通す。そこに、新しい時代を開く可能性があるだろう。

## 戦争を知らない子孫（こまご）たち

（二〇一四）

「戦争を知らない子供たち」という歌がある。「戦争が終わって僕等は生まれた／戦争を知らずに僕等は育った」と始まる戦後フォークの代表的な曲だ。

発表は一九七一年、世界的に反戦運動が盛り上がり、日本は万国博が成功して高度成長の絶頂にあり、若者たちは「戦争を知らない」ことに胸を張っていた。

同じ七一年、ベトナム戦争激化のきっかけであるトンキン湾事件が、アメリカの捏造《ねつぞう》であったことが発覚した。かつての日本の満州事変と同じやり方である。後年、イラク戦争でもアメリカが大量破壊兵器の存在を喧伝したことに似ている。昔も今も、戦争のはじまりには嘘《うそ》がつきものだ。

この歌の翌年、未だ毀誉褒貶《きよほうへん》の激しい政治家、田中角栄によって日中国交回復が行われた。

これによってその後の日本は発展できたのだが、今、両国はお互い子どもっぽい陣地取りに興じている。当時の「棚上げ」という大人の交渉は、「平和ぼけ」した今の政治家たちには望めないのだろう。

今、終戦後に生まれた「戦争を知らない子どもたち」の、その子どもである「戦争を知らない孫たち」がすでに成人し、ひ孫すらいても不思議はない時代になった。戦禍の時代であった二〇世紀の後半を、戦争を知らずに三世代が平和に暮らせた国は珍しいだろう。

しかし、「売家と唐様で書く三代目」と川柳にあるように、物事を三代続けるのは何事につけ難しい。今や、「戦争を知りすぎた」祖父たちを尊敬する孫もいる。私たち「戦争を知らない子孫《こまご》たち」が、再び胸を張れる日はくるだろうか。

この歌には作詞の北山修による続編がある。「私たちは被害者の子どもで／加害者の子どもなんだね／私たちも殺されたけど／私たちも殺したのですね」。作曲は「花嫁」で有名な京都の故・坂庭省悟。バブル経済に突入していく当時の日本で、この歌―戦争を知らない子供たち'83―はあまり知られなかった。

リフレインの最後は、こう終わる。「私の歴史は／始まったばかりです」

## 戦争は卑劣な情報戦

（二〇一二）

古くは、アラモ砦《とりで》の戦い。わざと援軍を送らず砦に立てこもった自軍を見殺しにした。「アラモを忘れるな」と米軍自らの結束を高めるためだったという説がある。その真偽は今では確かめようはない。だが、近くはベトナム戦争のトンキン湾事件がある。アメリカの戦争介入のきっかけとなった事件だが、これがアメリカ側の秘密作戦の一環だったことは、後年明らかにされた。

イラク戦争では、イラクの大量殺人兵器保有という情報について、今もその真偽の議論がある。もちろんアメリカは、戦争の正当性を主張し続けている。

戦争はその昔から、武力による殺し合いである前に、卑劣な情報戦だ。それは敵にも自国民にも向けられる。私たちは、それをこの国のかつての戦争で思い知らされたはずだ。

だが、私たちひとりひとりは非力で、世界のことには誰もが無知で、テレビや大新聞から流れる情報に頼らざるを得ない。皆が同じ情報をもつことで安心でき、なにより連帯感が生まれ、て団結して事に当たれる。社会は、このような連帯なしには成り立たない。

だとしても、だからこそ、戦争については、すぐに連帯感を生むような情報の前に、立ち止まってみることが必要だろう。そのような情報の典型が、一方を絶対的な悪と決めつけるものだ。それを主張すれば、自分の側に正義があると胸を張れる。

今回のロシアによるウクライナ侵攻という暴挙への批判は、当然だろう。犠牲になる一般市民への援助が必要だ。だが、その原因を悪魔のような独裁者の仕業と決めつけるのはどうか。それは、解決に導く対話を最初から放棄することだ。ましてや、これを機に日本も核を持とうという政治家の発言は、紛争の混乱に拍車をかける軽率な妄言でしかない。

戦争は悪だという考えを手放してはいけない。「殺すな!」と声をあげよう。だが、勇ましく一方を非難して終わることは慎みたい。その結果争いに巻き込まれて最後に犠牲になるのは、非力な私たち一般市民なのだ、戦争する権力者ではなく。

## 護憲、古いと言われても

（二〇一八）

もうすぐゴールデンウイーク、憲法記念日だ。昭和の日の次に憲法記念日がきて、みどりの日とこどもの日が続く。だんだんと未来が開けてくるイメージに染まる、奇跡の一週間。

だが、「記念日」ではあっても、その憲法を嫌う人たちもいる。結婚記念日を忘れた世の夫は激しくなじられるが、憲法記念日には現憲法をあしざまに言う議論も、堂々とできる。これも今の憲法のおかげであるのを、忘れてはならない。

反対に、今の憲法をしっかり護《まも》ろうと言うと、理想的すぎて古いよ、お花畑だよと言われる。そういう意見には、理想もお花畑もない社会がいいですかと言っておけばよい。だが、現実には憲法を変えようという動きが着々と進んでいる。

今の憲法を変えたい、主に保守派の人たちは言う。この憲法は国民の権利ばかり主張していて、国民の義務が疎《おろそ》かにされている。憲法九条があるために、日本を他国の侵略から守れない。このような保守派の改憲に反対する人たちの中にも、条文は時代にあわせて柔軟に変更すべきだ、国民投票で国民が憲法を主体的に選びなおそうなど、積極的改憲の考え方もある。

だが、私たちは憲法をほんとうに知っているのだろうか。憲法のイロハのイは「憲法は権力の暴走を縛る民衆からの命令である」ということだ。憲法には国民が教育を受ける権利が明記されている。であれば、国は憲法自体についてのこの基礎知識を国民に教育する義務をもつ。ところが、政治家ですらこの憲法の基礎を知らなかったり、簡単に否定してしまうのがこの国の現状である。憲法教育の不在は、国の怠慢だ。

だとすれば、戦後何年もの間、何と中身のない「記念日」を私たちは祝ってきたことだろう。もう一度、今のこの憲法にのっとった憲法教育がきちんと行われ、憲法は私たちの権利を守るものだということが当たり前にならなければ、どのような憲法議論も実を結ぶことはないだろう。

だから今、古いと言われても、私は護憲にこだわる。

# 新緑の季節に憲法を

（二〇一四）

新緑の息吹と憲法の日の五月、憲法議論が盛り上がってきた。

現政権は改憲が必要だという。アメリカの押しつけ憲法だという。だが当の政府が、沖縄問題はじめ何事につけアメリカの顔色をうかがってばかりいるのだから、押しつけだからダメだという理由は、怪しい。

現憲法の柱は「国民主権、平和主義、基本的人権」である。改憲はこの基本にかかわるものだ。この三つの精神は、押しつけだろうがなんだろうが、これまでの人類史の達成である。「国民」とは誰かという問題はさて置いても、将来にわたって守られるべきものだ。

これに対して、自民党の改憲案は、「国民」よりも「国家」が中心だ。さらに「公共の福祉」という言葉を消して、「公益及び公の秩序」に置き換えているのだから、この「暖流」という京都新聞の福祉コラムにとっても他人ごとではない。
集団的自衛権をはじめ戦争のできる国にするのが改憲の目的らしいが、少子高齢化の苦難を背負うこの国の若者を、どこに向かわせようというのか。残虐さの高まる現代の戦争は、戦地の若者の精神を破壊する。

イラクの高遠菜穂子さんやアフガニスタンの中村哲さんのように、世界平和に貢献する手は武力に頼らなくてもいくつもある。そのような方途を考え尽くさず、平和を守るために積極的に武力を用いようというのは、権力者の「平和ボケ」だ。脳と精神を使うのを怠っていると、筋肉がウズウズしてくるのだろう。
そもそも憲法は、権力者を縛るために民衆が圧政・暴政に抗して勝ち取ったものである。明治憲法下においてすら「憲政の神様」尾崎咢堂は、戦勝に奢《おご》れる桂内閣を憲法を盾にして解散に追い込んだ。桂首相が「あたかも忠君愛国は自分の一手専売のごとく」唱えているという尾崎の糾弾は、今の誰かさんにも言えそうだ。

誰もが国境を易々《やすやす》と越えることができる今の世界、国家を中心にした改憲など考えるのはよして、生まれた場所に根づく郷土愛の憲法と、世界市民へと羽ばたく憲法という、その両者を見すえた新緑のような憲法を考えてみないか。

## 戌（犬）にもつらい、戦争。

（二〇一八）

「犬よ、今年はおまえの年だ！」と正月一番、お雑煮の出汁《だし》をとった後の鰹《かつお》節をたっぷりご飯に混ぜて愛犬にやった。だが、ヤツめ、吾輩は猫ではないとばかりに見向きもしない。どの犬種ともわからぬ雑種で、あわや〝殺処分〟というところを助けてやった命である。恩に着せるつもりはないが、芸の一つも覚えずのほほんとして、いまだ恩返しのひとつもない。江戸時代には犬もしていたという「犬のお伊勢参り」ぐらいおまえもしてみろと言い聞かせてみるが、どこ吹く風と聞き流す。

江戸の昔、犬は誰を飼い主とも決めぬ村落共同体のものだった。旅の人の後をくっついて歩きながら、寄る先々で世話を受けて伊勢まで参ってくることもあったらしい。神社も犬畜生と差別することなく、お札をつけて帰途につかせたという。今でも金比羅さんの境内には、参詣する犬の像が置いてあったりする。

犬の歴史を研究している仁科邦男氏の『犬たちの明治維新』という本によると、明治維新になって、人の安全と都市の清潔確保のために犬はそのような自由な生き方を奪われた。犬には災難なご維新だ。以来、犬は飼い主が首輪をつけて歩くものと相場が決まる。

犬といえば、TVドラマによってこれも今年の年男となりそうな西郷どんの犬好きは有名だ。彼は京の花街でも愛犬を連れ、芸妓《げいこ》さんには目もくれず犬と一緒に鰻《うなぎ》を食っていたという。その西郷どんの銅像が従えた犬は、彼の巨体の脇で小さく見える。だが、実際の彼の愛犬は、それよりさらに小さい薩摩犬だった。

西郷どんは西南戦争にも愛犬を連れていた。彼の自害後、犬は大切に東京に引き取られる。戦争にもまだ、敵への哀惜の情があったのだ。その後、日本は近代戦へと突入する。太平洋戦争では、犬もまた犠牲となった。軍服の毛皮にされたのである。「畜犬のご奉公」という。

西郷どんが愛した薩摩犬は、この戦争によりこの国から姿を消した。

戦争は、犬にもつらい。

## 京都国際写真祭（KYOTOGRAPHIE）によせる　（二〇二〇）

この秋、京都の街がアートで染まった。京都国際写真祭。京都の寺社や指定文化財を会場にして、例年は春の開催だが、コロナ禍の今年は延期されていた。それでも国際交流がいまだ困難な中、開催した関係者の努力に敬意を表したい。

毎回、毎所、印象深い作品が連なる。一部しか取り上げられないのが残念だが、まず私の仕事に近しいのは、独居老人たちに弁当を配達しながらひとりひとりの日常を撮って歩く福島あつしだ。彼を迎える老婆の満面の笑みの輝きと、弁当を前に力尽き箸を落として突っ伏す老爺《ろうや》の孤独。

解体される京の町屋を、その建材を自在に組み替えて新たな造形を行うマリアン・ティーウエン。日本家屋の木材と壁だけを積み重ね変えて現れるのは、荘重なカタコンベ（地下墓地）であり、戦火に崩れた石造の教会である。その構築物が写真に焼かれなおすと、さらに新たな陰影が生じる。そこに人類の創造と破壊の歴史が映しだされる。

今回最も衝撃的だった片山真理は、先天性の四肢疾患により幼い頃に両足を切断、手指も変形している。あえて言えば、異形のアーティストだ。その彼女は、自身の身体を数々のオブジェや裁縫、衣装で装飾し、その自分の存在を確認するように写真に撮って私たちの前に差し出す。それは、異形を排除して、自分たちの「普通」を確認しあうことでもろい平穏を保っている私たちの日常を突き崩す。

だが、そこまでであればアートとは言えない。その自身への執着と世界へのプロテストを越えて、彼女の作品は普遍的な美に到達している。私たちが排除しようとする「障害」を写真によって「異化」することを重ね、ついに「転生」に至る。軟体類のように多くのオブジェによる下肢を従えて海辺に屹立《きつりつ》する彼女は、人魚の女王のようである。

写真は「真の姿を写す」と書くが、実は、写されるのは時空を超えた別の現実だ。その異界の真実が一瞬、京の街中に溢れる。それは転生する命たちの祝祭だ。

## さざめく光の中に——鎮魂3・11（二〇一三）

縁あって、京都市美術館で開催中の京都版画トリエンナーレにかかわっている。今回が第一回ということで、版画という通念を覆すような興味深い展覧会になっている。

ともすると絵画より一段低く見られがちな版画だが、文明にとってなくてはならない印刷技術の基礎であり、複製芸術の嚆矢《こうし》として、文化の世界的な伝搬に重要な役割を担ってきた。

今回力作揃《ぞろ》いの中で佐々木加奈子「イルミネーションズ—原始惑星からの地球型惑星の形成間におけるアンネの日記（一八六日）の奇跡」に考えさせられた。

アンネは、ナチ支配下のドイツで隠れて暮らしたユダヤ人少女。最後は強制収容所で殺された。その日記は人間の尊厳と悲惨を記録して、読む人の胸を打つ。

佐々木はこの日記を、表現された意味ごとにデジタル記号に変換し、さらにそれを色彩へと変換する。日記に描かれた日常風景やさまざまな感情は、淡いピンクからブルーにいたる細かい色彩の波となり、画面上にさざめいて広がる。

さらに、宇宙空間で地球が形成されるまでの天文学データが同様の方法で色彩のさざ波に変換され、日記の画面と重ね合わされる。このような変換と重ね合わせを経ることで、一八六日というアンネの悲劇の時間とそこに凝縮された人類の歴史が、宇宙生成の悠久の時の中に溶け込む。その結果は、今を生きる私たちに、偶然と必然が綾なす美として感覚されるのだ。

作家は、現在東北で制作している。二年前の春、大地震と原発事故に襲われた土地だ。平凡で幸せだった暮らしに、「死と再生」という深淵《しんえん》が突如としてつきつけられた場所。多くの人が今も解決できない心の傷を負っている。作家もまた、その一人かもしれない。

しかし、生と死は重なり合い転変し続ける。もし私たちの想像を超えた感覚をもつ生命がいたなら、それをくり返す光のさざ波として感受するかもしれない。それは、ひとつの救いであるにちがいない。

## もう、ビートルズは教えてくれない

（二〇一三）

ポール・マッカートニーがやってきた、暗い話題の多いこの列島に。ビートルズ時代の曲を中心に、解散後四〇年歌い続けてきたヒット曲、今も創造力衰えぬ新曲まで。トレードマークの左利き仕様のベースやギターを次々持ち替え、ノンストップ休憩なしの二時間半に及ぶ熱演。会場を埋め尽くす三万人が狂喜した。

会場には団塊世代前後の年輩者が目立つ。その年代の夫婦らしきカップルも多く、彼らはビートルズ時代の曲が出ると、抱きしめたい、とばかりに互いの肩をたたいて喜びあっている。

ポールは今年七一歳。その歳で果たして何曲歌えるの、前座と幕間ばかりだろうな、はては、おむつをしているかもねなどと、かつてのビートルズ・ファンの若者だった僕らは勝手なことを言いながら公演に臨んだ。が、トイレ休憩が欲しかったのは、ひとまわり以上若いはずの僕らだった。

　ステージを縦横に動き踊り、おどけてみせ、そしてパワフルにシャウトするポール。あの年齢で、と皆が驚きの声をあげていた。僕らも口々にそう言い、後日の雑誌や新聞も一様に書きたてた。七一歳。かつて、六四歳になったら引退しようよと歌っていたのに。

　大戦後の世界的な経済発展がそれまでの価値観を一変させ、若者が文化の主役となった六〇年代。人類全体が青春を謳歌《おうか》した時代。その時代の生き方を、ビートルズが教えてくれた。

　そしてジョンが殺され、ジョージが倒れた。いつのまにか世界は弱肉強食の経済至上主義に覆われ、弱者が切り捨てられる社会になった。ビートルズが生まれた英国ですら、福祉国家はすでに過去のものだ。これからのことは、もう、ビートルズは教えてくれない。

　四年後、ポールも「後期高齢者」だ。彼とて弱者の一人になるのだ。その時、彼が歌うのをまた聴きたい。リバプールの貧乏な若者だった男が、長く曲がりくねった人生の終わり近くに、今のこの世界をどう歌うのか、聴きたいと思う。

## 科学少年のギターと天文台

（二〇二〇）

重苦しい話題が多い中、ちょっと明るい話題を。映画がヒットして脚光を浴びている一九七〇年代イギリスのロックバンド「クイーン」のギタリスト、ブライアン・メイが、先日お忍びで京都にやってきた。音楽活動ではなく、なんと、天文学者として京大が山科に擁する花山天文台を訪れたのである。この天文台は九〇年前に設置され、日本における天文学研究の拠点となり、現在も太陽フレア観測で最先端にある。アマチュア天文学を世界トップクラスに育ててきたことでも有名で、科学少年天文少女らの聖地になっている。

さて、一方のブライアン・メイ。彼はロックミュージシャンとしてトップの一人に立つまでは、大学で天文学を学んでいた。ギタリストとしては、自作のエレキギターが有名で、そのギターは父親の協力を得て当時の電子技術の先端を駆使して開発したものだ。科学少年だったのである。

そして、ロックの世界から再び天文学の世界に戻ると、若き日からの研究を完成させて六〇歳で博士号を取得した。一般向けの天文学本も書いている。科学少年が生き続けていたのだ。

現在、京大の天文研究は飛騨と岡山の新しい設備に主力を移している。そのため花山天文台は予算が削られ、存続が危ぶまれる状況だ。だが、新しい天文台にも花山で培われた京都の職人の技術が欠かせない。そして明日の科学者を生むのは、少年少女の自然への興味を育む環境である。

そんな長期的な視点を失って、効率だけを尊んでいるのが今の日本だ。教育への投資が先進国最下位まで落ち込んでしまったこの国は、このままではいずれ落ちぶれてしまうだろう。

かつての科学少年、ブライアンは自分の夢を次の世代に継ぐために、この古い天文台にやってきた。そして、自分のインスタグラムで天文台の存続を世界に訴えた。「音楽家として来たんじゃないけど、この素晴らしい望遠鏡についサインしちゃったよ、永遠なれ、ってね」と。

科学少年は、おちゃめだ。

## 表現の自由と寛容の精神

（二〇一九）

不寛容が社会に充満している。

自分が気にくわないものは、排除してしまえという短絡的な考え方だ。要するに子どもっぽいのであるが、公正であるべき政治家すらもがそんな気分に染まっているのが気がかりだ。

この夏、ある美術展で、展示の一部が中止される事件が起こった。その開催自治体の長であり、かつ自らが会長代行をつとめる人物が、ある作品についての自分の感想から作品の展示中止と撤去を求めたのだ。

問題にされたのは一人の少女の像である。悲しみとともに、優しさと強い意志を感じさせる彫像だ。かつての戦時中に「慰安婦」がおかれた苦しみを象徴し、戦争の悲惨を問うており、当然大日本帝国への批判を含んでいる。だが、それは「平和の少女像」と題されて、未来に向けて共に平和のために協働しようというメッセージにもなっている。

市長は、ひとつの作品にこめられた意味の多様性、表現がもつ広がりをまったく理解せず、少女像が日本を侮辱しているものだと決めつけた。市長の発言に煽《あお》られて、普通の人々までが主催者に脅迫的な言動を寄せるようになり、展示は中止に追い込まれた。

市長は、「日本人の心が踏みにじられた」「そのようなことに税金が使われるのは許されない」とのたまう。それを言うなら、あなたのような方が公的職務の長についている国であることが、私は同じ日本人として恥ずかしい。そんなあなたを税金で養ってあげていることが、悔しい。

政治家が自分の演説への市民からの野次《やじ》に過剰に反応したり、差別的発言に平然と居直るのも、不寛容の現れだ。この不寛容の広がりを放置してはならない。

だが、不寛容は追い詰められた人間の習性である。同じ不寛容で対応することは意味がない。不寛容な彼らの発言もまた保障する「表現の自由」という寛容を、守り続けるしかない。

やがては豊かで自由な社会と、そこで育まれる平等な人間関係が、不寛容にひるまぬ寛容を生むだろう。

## フラジャイル、こわれもの

（二〇二一）

雨は降り続く／星の涙のように／雨が語りかける／人間はなんてもろいのだろう

異国の内戦に巻き込まれて死んだエンジニアに捧げた曲、スティングの「フラジャイル（こわれもの）」。アフガニスタンで殺された中村哲さんにも通じる。雨が争いの血を洗い流しても、世界に傷は残る。

この二年間は、人間がいかにもろい存在であるかを見せつけられてきた時間だった。多くの人がこの厄災で亡くなったが、もろかったのは、人の肉体だけではない。もろかったのは、人がつくるこの社会もだ。

二年前、世界に新しい死の影が差し、ひとつのウイルスが忽然《こつぜん》と現れた。死を運ぶそのウイルスは、皮肉にも王冠（コロナ）という名がつけられていた。

その王冠の下に人はひれ伏し、中世に後戻りしたかのように、都市は城門を閉ざした。人は人を、互いに汚れでもあるかのように遠ざけた。最新の科学技術が他人の吐く息に汚れの印を見いだした。生身の人の交わりは、野蛮な動物の行為であると言うかのごとく。

老い先短い老人が子や孫に会えず、親しい人の死を悼む儀式は禁止され、子どもらはじゃれ遊ぶ経験を奪われ、若者はその精神と肉体の盛りを封印された。

国家は自国民を守ることを優先し、高価なワクチンを先を争って確保する。他者への思いやりと言いながら、手を洗う水もない国の人々のことは無視だ。科学者は黙示録を携えて破滅を予言し、マスコミの伝道師たちが喜々としてそれをばらまいた。政治家はウイルスとの「戦争」だと言って従順を強い、人と人、国と国はますますいがみ合う。

二年間で多くが失われた。なじみだったくつろぎの空間。生身の人同士の支え合い。そしてその背後でじわじわと増える失業、自殺、貧困、家庭崩壊。ウイルスが消えても、世界に傷は残る。人のつくる社会は、なんともろいのだろう。

次にくる新たな年にこそ、私たちは見つけることができるだろうか。このもろい私たちとその社会の再生の道を。

## 母の死　認知症を抱えて逝くということ　（二〇一五）

一九八四年暮れ、母が亡くなった。

十数年前から抑うつ的となり、パニック発作をたびたび起こしていた。もの忘れを嘆いていたが、大腸がんの再発で手術したのをきっかけに認知症が明らかになった。術後にせん妄状態による激しい興奮状態となり、抗精神病薬によって鎮静した後も意識障害が続き、数日して意識がはっきりしてからも混乱した言動が続いたのである。脳梗塞により体が不自由になっている老父と二人での生活が困難となり、五〇年近く暮らした土地から京都にあるマンションをバリアフリーに改装してひきとった。成功した開業医であった父の資産のおかげで、介護保険以外に私費による二四時間の介護をつけることができ、生活そのものには何の不自由もなかった。

それでも越してきた当初はご多分にもれず、新しい環境、特に周囲に介護がつくという生活に慣れずに混乱が続いた。物が無くなった、盗られたと言いたて、それまでの穏やかな表情がまたたくまに夜叉の顔に一変し、困惑する介護者をどこにその力があるのかという勢いで叩き、息子も見分けることなく金切り声をあげて暴言を吐く。周囲に人がいないのをうまく見計らって自分の手持ちのお金を引出しやベッドの下に隠しては、すぐにそれを忘れて、なくなった盗られたと騒ぐことの繰り返し。どこまで続くこのぬかるみぞ、というのが、正直、介護者たちの実感であったろう。

このような状態であっても、時にふと正気に戻る時がある。そんなときは、普段は親しんで信頼している介護者に、私、頭がおかしくなっちゃったみたいなの、怖いの、と漏らして涙したという。しかし、そうなるとこんどは抑うつと不安でパニック発作も生じ、本人にとっては病苦が増すばかりのようにみえた。

父はそのような母をベッド上から叱りつけるばかりで、多くの老人を診てきた開業医ではあっても、やはり自分の身内は診れないという医者の宿命ゆえであろう、母の状態を受け入れることはなかった。そうこうするような毎日に不安と焦燥ばかりがつのるのだろう、ウロウロしては転倒し、ついにはお決まりの大腿骨頭骨折をしてしまう。幸い、これも病院に通って世話をしてくれたヘルパーのおかげもあって、歩けるまでには回復しなかったものの寝たきりになることはなく、車椅子での生活となった。

認知症のほうはといえば、泣いたり怒ったりの感情の起伏が小さくなるとともに、次第に言葉を失っていく。ものの名前がだんだんと言えなくなり、家族が誰かもわからなくなる時間が多くなる。最後の二、三年は喃語が聞き取れるだけで、そのぶん終始ニコニコと機嫌がよいことが多くなった。三年前に父が亡くなった時も、それを理解したのかどうかわからず、位牌や仏壇にも興味を示すことはなかった。しかし、二四時間つきそっている介護者に言わせると、ずいぶんと長い間、仏壇のほうを向くのを嫌がっていたということである。

私の両親の世代は、開業医の黄金時代であった。特に国民皆保険制度の直前に開業したこともあって、その地方都市の一角での有力者となっていた父は、また稀代の趣味人、放蕩者であった。放っておけば右から左に金が出ていくような父親の浪費を管理し、すり寄ってくる様々な思惑をもった人たちの相手をすることで、母は他人に容易に気を許さず、気位も高く毅然として振る舞う人となっていた。そのような人が、今、言葉を失い感情も周囲への反応のみとなって、まわりの空気にあわせて機嫌よくしていれば、お地蔵様のようである。どこかに残る気位と、認知症の進んだお地蔵様のような純朴さが混ざり合った今の母は、看護者、介護者たちに不思議なくらい好かれて人気があり、大切にされた。寝たきりとなった死の直前まで、褥瘡ひとつなくいられたのも、ただ介護がきちんとしていたというより、介護者の愛情が込められていたゆえであろう。

五〇歳になる以前からがんを発症し、その後何回かその再発を乗り越えてきた人であったが、死の一年前、激しく嘔吐した際に胃の下部、十二指腸の直前にかなり大きながんがみつかった。それがいつできたものかわからないので、成長の速度もわからなければ、まして予後の予測はつけようがない。その大きさと、一時的にも閉塞が起こった状況からして、またいつ閉塞するかわからない。年齢から手術は難しく、また、認知症のために術後の管理ができるかどうかもわからない。胃と腸との間が塞がるのであるから、胃ろうも役には立たない。この時、家族も介護者も一致して、自然の経過にまかせて無理な延命はしない、このまま家で看取るまで世話するすることになった。消化管がつまって嘔吐したとしても、誤嚥に気をつけていれば肺炎で入院することもないし、肺炎だとしても入院してそのまま病院から出にくくなることを考えれば、そういう場合でも最期まで家で看たいという希望であった。

それから一年、不思議なほど何事も起こらず、母はますます機嫌よく、血色すら日に日に良くなっていくようであった。デイサービスにも慣れたのか、以前のように周囲に気をつかって疲れることもなく、子どものように遊んで機嫌よく帰ってきて、ちょっと一眠りしてまた元気を取り戻して夕食をとる、という生活パターンとなった。時には、介護者が自分の自宅に連れて帰って、その近所の人たちと食事をしてくるということすらあった。私たち家族も、そういうことでもし何か事故があっても、老人はそうやってだんだんとポンコツになるのだから仕方ないし、本人が楽しめるほうが重要であるという気楽な考え方であったから、喜んでお願いしていた。

それが、一年後の一一月末、突然食が進まなくなったと思うと、少量の嘔吐をした。それからは急速に食事も水も通らなくなった。点滴は少量の皮下点滴だけとし、積極的な延命は行わず、蜂蜜を溶いた水を与えるとそれを数口だけ好み、そのようにして三週間、最期まで目の力もあり、介護者のおどけた話しかけに笑いもしながら、徐々に衰弱していった。最期は、下顎呼吸がはじまったという連絡が訪問看護からあり、私がその枕元に到着してちょうど三分後、ほとんど苦しむ様子もなく最期の一息を吐いて、逝った。まったく自然のままと言ってよい大往生であった。享年、八九歳。

重度の精神障害者でもそうであるが、認知症の人も、末期のがんの痛みを感じず、死の恐怖に惑わされることがない。認知症が時に老いの恵みとも言われるゆえんである。認知症を多く診てきた大井玄も「認知症というのは、死の恐怖とがん疼痛を感じなくなるという終末期における適応のあらわれという側面がある」と言っている。実際、彼の調査によると、認知症の人はがんのすべてのステージにおいて二二％しか痛みを訴えておらず、非認知症の人の八割が痛みを訴えるのと対照的であり、麻薬性、非麻薬性を問わず鎮痛剤をほとんど使用せずにすんでいるという（『精神医療』七五号、特集「認知症八〇〇万人の衝撃」批評社、一九九二年）。

母の場合も、死の一年前に消化管閉塞による嘔吐があり入院し、その時にはじめて胃幽門部にがん腫瘤がみつかった。しかし、消化管検査にもその必要性を理解できないために抵抗、苦痛が強く、その後の経過を内視鏡検査で追うことはしていない。また本人にもそのような心配はなく不調を訴えるわけではなく、毎日の流動食に近い食事をうまく味付けしてもらい、喜んで食べており、食欲はそれ以前よりも増したようであった。もし認知症でなければ、自分の病状への不安が頭から離れず、そのために日々の健康感は損なわれていたであろう。また、死の一ヶ月前にふたたび閉塞が起こり食べられなくなったが、与えられた蜂蜜水をおいしそうに飲むだけであり、介護者のおどけに対する笑顔は最期の日まで絶えることがなかった。幸いなことに、がんの腫瘤はほんの少しずつ肥大してある日消化管を塞いでしまうまで、出血などがいっさいなかったことであろう。

母が話しかけに対してすぐに笑ったり喃語で応えるのが早いので、周囲の介護者たちはお母さんはこちらの言うことはちゃんとわかっておられる、と最期まで言ってはばからなかった。しかし、医者としての目でみれば、母は刺激に対して自分に残された単純な反応をしているのにすぎないのであって、こちらの話を理解しているわけではないと思われた。熱心な介護者は、母に対して、はい、いいえで応えられる質問をして、答えが合っているということを私に実演してみせるのだが、それとて最初から問い方のアクセントが違うので、その違いに反応しているだけとみえた。だが、私の冷静な職業的対応に比べて、二四時間をともにしている介護者と母との間には、生活の雰囲気が共有されているのだ。それは、すべての理解ということの根底にあって、それを支えているものに違いない。そうであれば、やはり親しい介護者に対しては、母はすべて理解していたといってよいのだろう。

最期の時には、ケアマネージャーをはじめすべての介護者が早くから駆けつけてきて母のベッドを囲んでいた。そこに私が現れて、母はそれまで断続的に呼吸が止まり、ややあって水に潜っていた自らの顔を出すようにブワッと息を吹き返しながら生を保っていたのだが、その様子は変わらないまま、きっかり三分後に最期の息を吐いて生命機能を止めた。肉親が駆けつけそれを待っていたように、それまで意識のないようにみえた病人が息をひきとるという、劇的な往生であった。

やっぱり息子さんをお母さんは待っていたのよと、その場にいた皆は言うが、私は母にそのような状況の理解と意志が働いていたとは思えない。こういう場面はめずらしいことではない。それはおそらく、明晰な意識や理解、自らの意志という、個人に備わっている精神機能を超えたものなのだ。親しい人の最期を、その自然のままに看取るということで集まった人たちのかもしだすその場の空気、雰囲気、そして何よりもその場の人たちが私の到着を待つという緊張が、母の生命の緊張を保っていたに違いない。そして、私の到着をみて安堵した人々のそれが、その緊張を解いたのであろう。だから、母は自らの意志で死の瞬間を選んだのではなく、周囲の人たちとともに張り詰めていた生命力がふとゆるんだのだといえよう。

認知症になるということは、それまではがんじがらめであった自己というカゴから解き放たれることである。自分が死ぬということへの不安、その不安ゆえに増幅される自分の身体の痛みも自己があるゆえに生じる。自分という周囲から隔てられてあるもの、私の感じていること、私の考えていること、私の見ているあなたのこと、それらの私の経験はあなたには永遠にわからないだろう。自己という理性がもたらす絶対の孤独。自分の死を前にして、その孤独に直面することから恐怖が生じる。だが、あなたがあなたという別の存在ではなく、私というあなたたちと隔てられた存在を知ることもなく、ただ今絶えず感覚していることだけがすべてであれば、私の死も私の痛みも私の恐怖もない。認知症とはそのような世界を生きていることなのだろう。それゆえ、あなたがくつろげば私もくつろぎ、あなたが怒っていれば私も怒り、あなたが私の死を恐れていれば私もおののく。そして、あなたがたが私の死を受け入れるならば、私もまた何の苦痛も悔恨も躊躇もなく、それを受け入れるだろう。

大井は言う。「認知症は病気か、あるいは、人間の自然のあらわれかというのは、確かに両方の側面があるかもしれないけど、非常にうまくいった状態では、認知症は病気というよりは、むしろ死の恐怖とがんの痛みなんかを緩和するような自然の適応的プロセスであろうと考えるのも可能となる」、それゆえ「あくまで病気だという認識に基づいて治療方針なり何なりを決めるというのは、それは間違いです」と。

しかし、私の母が得たような環境は、今の日本の社会ではそうそう得られるものではない。また、本人の病状をとってみても、「お地蔵さん」のような境地に達するまでには、やっかいな峠をいくつも超えなければならない。抑うつ的となって繰り言を周囲から煙たがられ、不安から何度もパニック発作をきたして夜中に家人を揺り起こし、もの盗られ妄想から諍《いさか》いが絶えず、ふと徘徊して迷い子になって警察のお世話になる。周囲がそれに対処できるようになるまでに、そして次第に認知症が進むにつれかえってそのような問題行動と呼ばれる事態、周辺症状と呼ばれる激しい病状がなくなるまでに、多大な忍耐と余裕、時間、そして金銭的な援助が必要である。そのようなことはとうてい家族だけでできるものではない。それを援助する、あるいは家族に代わる社会の仕組みが必要である。

ところが今は、認知症の予防と早期発見ばかりが叫ばれ、忌まわしいものとして遠ざけ、医療により克服すべき病気としか考えられていないようにみえる。

だが、医療は、老い衰えることには勝てないであろう。

医療では打ち勝てない病い、不調、苦しみは、これから先もずっと、人間にはいくらでもあろう。いずれ衰え死んでいく人間にとって、ひとつの苦しみの解決は、次の苦しみにつながる。古来人間の夢であった長寿が達成され、認知症という新たな未知の恐怖が生まれたのは、そのことわりのひとつである。生存のための闘いから解放されると、人間関係の苦しみ、すなわち心の病が現れた。生存の脅威の前に、統合失調症はその危険を早くに感知し遠ざけるひとつの生き方であったかもしれぬことは、中井久夫がつとに指摘し続けてきたことだ。

医療の進歩を願うこと、それを現実にすること、たとえば統合失調症や認知症という「病気」の大本になるメカニズムが解明されること、そして、それを改善する方法や薬が開発されることは歓迎すべきことだ。だが、いま生きている人の生が幸福にまっとうされることを支援し、今の苦しみを和らげるための工夫や人手、資源を費やすことを惜しんでまで、医学の進歩にすべてを賭けるとしたら、それは希望の先送りにすぎないであろう。

おそらく今の日本の状況の中では容易には達成できない手厚い介護を得て、本来家族ではない介護者たちに愛された母には、がんや認知症からくる病いの苦しみは、少なくとも最期の数年は、感じることのないままに過ごした。

そうであるから、最期を看取ってくれた私の友人でもある主治医と相談し、死亡診断書に書く死因は、「老衰」とした。

## 【書評】統計的生の必然から共同的生の偶然へ

### 磯野真穂『他者と生きる——リスク・病い・死をめぐる人類学』（二〇二二）

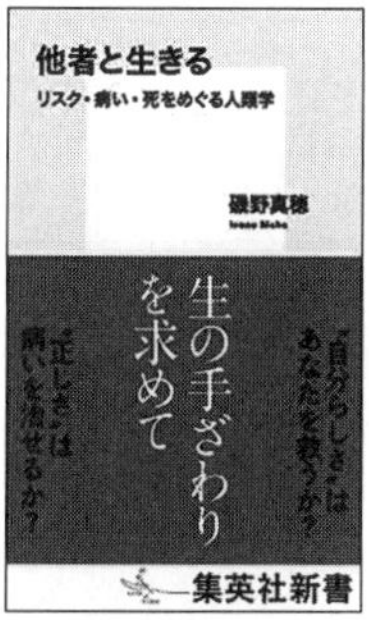

集英社、2022年
990円（税込）

本書にも出てくる狂牛病パニックの話で思い出した。あのパニックを電車のつり革広告で知った僕は、急いで東京は五反田にあったブレイン料理専門店に行ったのだ。それまで予約しても入れなかった店はガラガラで、そこではじめて牛の脳ミソを味わった。上品なゴマ豆腐のようで旨かった。そんな僕がリスクを語る資格はないのだが、精神科医とはいえ医者である。リスクへの感受性の様々な相がどのように疾病や死の語りに現れるかということの人類学的な探求と聞けば、読まないではいられない。

たとえば高血圧。僕が医学を学んだ四〇年前は、高血圧は無症状であると習った。だから怖いのだ、脳卒中になるまで気づかないのだ、と。そして脳卒中征伐を企てた国と医学界（それと製薬業界）は、血圧測定を国民の「新しい日常」にした。その過程で、私たちは血圧が上がると頭痛がする、肩が凝る、吐き気がする等と、高血圧を「自覚」するようになった。自覚できたら計る必要ないやんかと思うのだが、数字で納得させられると、自覚的感覚も信頼性を得て、たった数十年で地球人は「血圧覚」を備えたサイボーグになった。歳をとるとその感覚が鈍るので危ないということで、風呂に入るにもいちいち血圧を測る。文明が進んで便利になったのか不便になったのか、よくわからない。

これを著者は、情報による経験が生身の感覚による経験を凌駕した状況だと言う。確かによく考えると、不気味だ。これが一般化すると、我々は自分について無知なのだ、だから専門家の情報をもらわなくてはならない、となる。そして、その情報による「正しい知識」を身につけない人間は排除されていく。最終的には私たちが生命体であるという事実も否定されると著者は言う。そのような危機的な社会に私たちは暮らしている。テレビやネットに溢れる情報の規範に満たない、不完全で矮小化された存在として。

現在、コロナウイルス肺炎のパンデミックに対して、暮らしの実感は身近で見聞きする病気・死ではなく、専門的見地からするウイルスの知識と国や自治体、身の回りの組織から発信される規則による不自由さなどの実感として現れる。そのようにしか現れないことが、パニックをどこか上滑りしたもの、俯瞰するほどに滑稽がにじむものにしている。アベノマスクが嘲笑されたのは、その象徴であろう。

こうして病いや死が間接情報化され、科学技術の発達とともに一つが解決されるつどに間接情報が肥大化する。そのことによってさらにリスクに敏感にならざるを得ない、という「リスク社会」に私たちは生きている。そのような社会の中で、どのようにして私たちは人間でありうるのか。どのようにして直接情報による身体と精神の豊穣を取り戻せるのだろうか。

著者はそれを、人が「あるがまま」「自分らしく」あることを承認される共同性のうちに求める。そこでは、統計学的に規定された規範から溢れでる「偶然の契機」が生を左右し、その偶然の出会いが人と人の関係の中で時間をつむぐ。その偶然の一回性の積み重ねとしての生を肯定しよう、おそらくそれが「他者と生きる」ことの豊穣なのだ。

ところで、リスクをとって旨い牛ブレインを楽しんだ僕は、今、クロイツフェルト＝ヤコブ病（狂牛病）としてこの文章を書いているのかもしれない。もしそうだとして、著者の磯野真穂さんとの、ネットを通した偶然の出会いとこの書評依頼につながる偶然を、僕は十分に楽しみ寿《ひさ》いだことは、まだこうして文章が書けるうちに言い遺しておきます。

## 【書評】世界が病むという苦悩

### S・アレクシエービッチ『チェルノブイリの祈り——未来の物語』

（二〇一二）

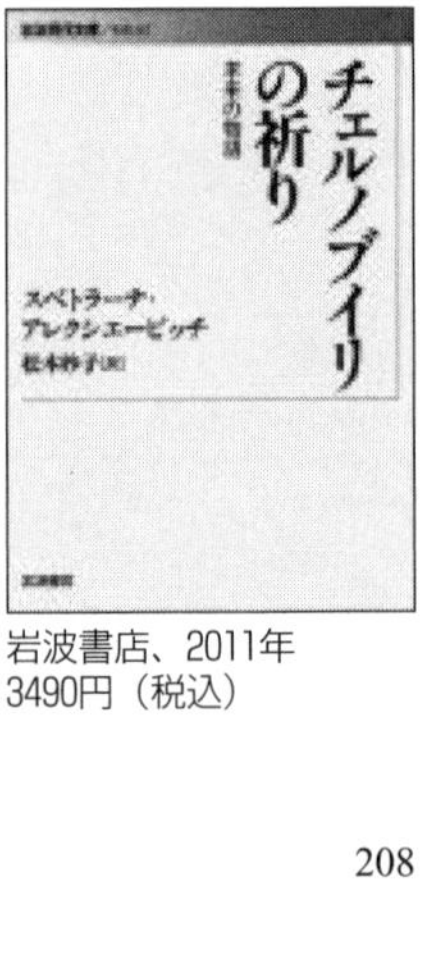


岩波書店、2011年
3490円（税込）

放射能は大丈夫だとか危険だとかいろんな人がいろんなことを言う、だけど福島に住んでいる私たちは、これから何が起こっても、たとえば私が歳のせいでガンになったとしても、やはり福島に住んでいるからかもしれない、子どもがちょっと病気になっても、ここで暮らしているからじゃないか、これからずっと、何があってもそう思ってしまう他ない人生なんです、わかりますか、学者が放射能の危険について他人ごとのように論争するのもやめてほしい、私たちがいちばん必要としている言葉は、どんな科学でも真実はわからない、ここを去ったほうがよいかもしれません、でも福島で暮らし続けていくのであるなら、どうしたら少しでもよい暮らしができるかを一緒に考えていきましょう、そう言ってくれる専門家なんです……福島市から妻と娘を関西に避難させ、自分は福島での暮らしをなんとか立て直したいと踏みとどまっている父親が、関西に来て久しぶりに再会した妻と娘を前に、そう話して、泣いた。

新聞もテレビも、そしていまだにどんな小説やルポルタージュも、今現在の日本に起こっている原発事故の悲劇について、被災者自らの言葉を伝えきれてはいない。そのなかで、ある人は困難に果敢に、あるいは無謀に立ち向かい、ある人は泣きはらしたまぶたを隠しながら、そして大部分の人たちはあきらめたように沈黙を抱えてひっそりと暮らしている。

そして、これから何年か後、私たちが震えながら口にすることになるであろう物語が、すでにこの本に記されている。「自分たちが知らないもの、人類が知らないものから身を守ることはむずかしい。チェルノブイリは、私たちをひとつの時代から別の時代へと移してしまったのです」と、著者は語る。チェルノブイリの事故から一〇年を経て出版された本書は、原発は安全であると皆が信じていた当時の日本で、広く読まれることはなかった。バブルの余韻の喧噪で満ちていた日本の社会に対して、ひっそりと差し出された「預言」の書であったが、誰も世界が変わったことに気づかないままだった。

福島の父親の言葉を思い出し、この本に登場するチェルノブイリの人々の語りを聴きながら、ふと、思った。これは、心を病んで、見るもの聞くものが突然見知らぬものとなり、親しかった人々から疎遠な世界に放り込まれるという精神病の体験をした人たちの言葉だ。彼らが言いたくても、言葉がみつからず、耳を傾ける人もみつけられず、宙にさまよったままの言葉だ。

精神病を病むという体験は、自分の中に福島やチェルノブイリを抱えてしまうことなのかもしれない。であれば、福島やチェルノブイリの苦しみは、世界が心を病んでいる苦悩だ。私たち、専門家と言われる人間にできることは、「一緒に考えていきましょう」と小さく語りかけることだけなのかもしれない。

第3部

# 彼方の実践へ

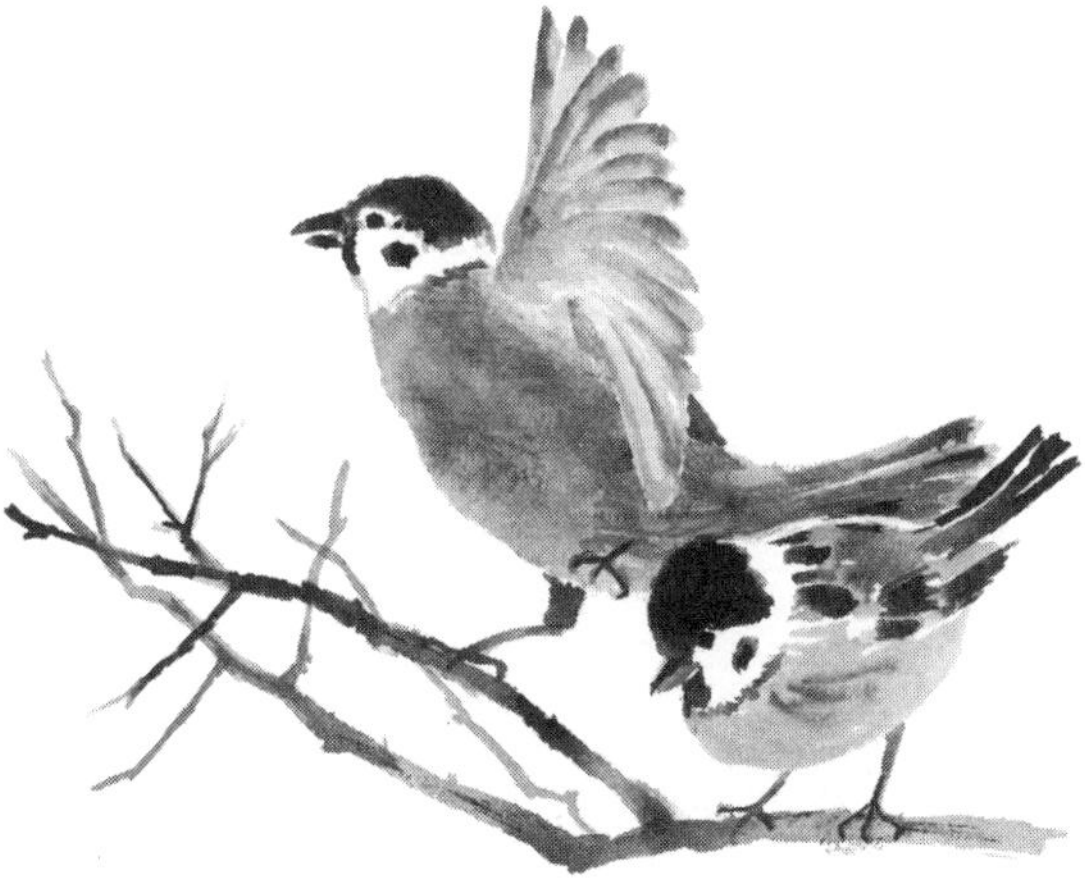

# 「成長」の終わりと「人格」の消滅（二〇二二）

## はじめに

精神医療の世界にかかわって、そろそろ四〇年になる。最初の一〇年をいわゆる「単科」精神病院。次の一〇年を大学病院で。そして、現在の訪問・在宅診療をはじめて二〇年になる。この二〇年は、他所のクリニックで一般の外来診療にも従事してきたので、入院中心の精神病院から外来診療と地域医療という、精神医療全体の変化の方向とはからずも軌を一にして臨床をしてきたことになる。

最初に勤務した精神病院は、病院の開放化をめざして当時としては先進的な実践を行っていた病院であり、同時に保健センター嘱託医として活発だった大阪府下の精神保健福祉行政にも端っこでかかわってきた。次の大学病院は、七〇床の精神科病床をもち、かつ外来・病棟ともに疾患の種類を問わず受け入れていた。同時に、デイケアや福祉施設を地域で先駆的に展開するクリニックにも非常勤医として勤務してきた。そして、この二〇年はＡＣＴ（包括型地域生活支援）という方法を展開する訪問クリニックと訪問看護を組み合わせた支援を行っている。臨床の経験としては、ほとんどの領域でそれぞれの時代の先端的な精神医療の臨床に、少々自慢めく言い方を許してもらうなら、第一線としてかかわってきた。

そのような経験からは、この半世紀近くの間に精神医療の世界は大きく変わったようにも思えるし、何も変わらないでいるようにも見える。変わらないところについて、言いたいことはとても多いが、それは精神医療の現実的なシステム改革を主張するところで常日頃発言しているので、ここでは触れない。その変わらない医療システムの中にいても、日々の仕事で目の前にする患者たちの姿は、この半世紀近くの間に大きく変わったし、それに対座する精神科医（治療者、支援者）の仕事もいやおうなく変化した。

## 統合失調症の時代とその終わり

私が精神科医になった頃は、精神科医であれば統合失調症（当時は「精神分裂病」）こそ、一生かけて治療し研究しなければならないという雰囲気があった。事実、研修医たちは先輩の医師からそのように言われていた。その統合失調症とは、実は相も変わらず、クレペリン時代からの「徐々に進行して人格の荒廃に至る」進行性の重篤な疾患であった。もちろん理念的には、ブロイラーがスキゾフレニアという疾患単位を提唱するにあたって、クレペリンが唱えた「人格崩壊に至る病」は、実はそのかなりの部分が治癒する病気であるとされていた。しかし、現実には精神病院に長期入院となっていた統合失調症の患者たちは、（今も現実はそうなのであるが）、社会復帰のかなわぬ重篤な疾病とみなされていたのであり、だからこそ彼らを遇する病院環境は劣悪なまま放置されてきたのである。

おそらく、統合失調症の治療者たらんとする精神科医には、目の前の悲惨な環境に置かれている患者への同情と、なんとかしてそこから救出したいというある種のヒロイックな感情があった。そして、その患者の疎外と孤立に、自らの治療者としてのアイデンティティを重ねていたと思われる。当時、精神科医を志すというのは、現代医学の道を進もうとする若い医師にとっては、そこからの逸脱と感受されていたし、実際に周囲からは奇異な目でみられ、変人扱いされることであった。（逆に自らを貴族と規定することもあったが、少し醒めてみれば単に反動形成にすぎない。）多くの精神科医は、現代医学の明るさに対する不適応を自覚し、あるいは自分の生育史にかかわるやむにやまれなさゆえに押し出されてきた場所であった。この精神科医の「暗い情熱」が、患者のおかれた疎外状況の暗さと共鳴していたといってよい。

このような状況にあって治療とは、患者の疎外の原因となっている病理をひたすら「観照」することであり、それは壮大な哲学的思索となり、もう一方で、患者を疎外する社会への告発となった。精神病理学、あるいは出版精神医学と揶揄もされるカウンター・カルチャー的な思想と、反精神医学、あるいはその日本版としての病院の開放化をかかげた精神医療改革運動という実践との両極である。私の周囲の治療者たちは、その両の極を一身に引き受けて呻吟していた。

そこに彗星のように出現したのが、中井久夫だった。中井は、両者をやすやすと統合するかのように、統合失調症の治療をごく普通の医療の現場に着地させたのである。一九八二年に中井の『精神科治療の覚書』（日本評論社）という単行本が出たが、その一年後に私が精神科の研修医となった時、精神医療改革運動を牽引しながら現場では患者の人生と生活を取り戻すためのかかわりを続けていた一人の先輩は、私に「これは僕らが書かねばならなかった本だ」とまるで慚愧でもあるかのように呻いたことを印象深く覚えている。

中井の書くことは、自分たちが野戦病院のごとき現場でやりたくともやれなかったことが、すべて明るい光のもとに、平易な言葉と当たり前の情感で書かれていた。それは精神医療の闇からの開放であり、当たり前の医療という明るい場への解放であった。

## 統合失調症からうつ病の時代へ

それと同時に、統合失調症が精神科医を惹きつける魅力を放っていた時代も終わった。理由はいくつも考えられるが、おそらく疾病好発年齢にあたる人口が最も多かった団塊世代が、戦後から高度成長に至る騒然とした時代の中で発病する際の、治療者を魅了もした疾病表現のあの激しさがなくなったこと、成熟社会の中で人々の精神的困難のありようが変化することで疾病が多様化し、精神科治療の対象が変化したことが大きいであろう。

くわえて、九〇年代から次第に街中の精神科外来クリニックが増え始めた。外来クリニックの隆盛には、薬物療法の一般化という背景がある。今から考えると不思議なくらいではあるが、八〇年代の精神医療では薬物療法はまだ今ほどの主役ではなかった。統合失調症で言えば、まだ薬物療法と精神療法についてはどちらが有効か、薬物療法をどの時点で終了するかという議論が盛んになされていた。それが一変したのは、第二世代抗精神病薬とＳＳＲＩの出現である。どちらもそれが効果があったからというよりは、それらの薬物の販売に伴う製薬企業の宣伝の力に負うところが大きい。実際には、抗精神病薬が第二世代に置き換わったことで統合失調症の予後が改善したこともないし、ＳＳＲＩによってうつ病が以前よりも寛解しやすくなったという証拠もない。

ともあれ、精神科治療の中心が外来での薬物療法となることで、精神科医の仕事は診断と薬の選定にまで切り詰められていった。それとともに、精神病院の閉じられた世界から、外来クリニックを中心とした地域の日常生活の中に、その重心が移行した。それは、社会からの疎外と劣悪な環境への隔離の代償のようにして、医師と患者の間に生じる親密で濃密な時間を可能にしていた精神病院の牧歌的世界から、社会から脱落する患者を社会の中に留める代償として、せわしない社会的時間にあわせてその不調を修復するというあまりにも世俗的な世界に、精神科医も患者も移すことだったと、今ふりかえって思う。精神科治療が社会の明るみのもとに投げ出されたのである。

明るみに晒された臨床現場では、エビデンスという医学界一般を席巻した方法論が精神科でも表面に据えられた。しかし、その背後にあるのは、精神症状の計量化と薬物効果の数値化によってすべてを評価するという思想であった。エビデンス重視という流れが医学一般においても一面否定できない正当性をもっていたために、その背後の計量化、数値化が精神医療に馴染むものかどうかの検討はないがしろにされたまま、その流れによって背景にしりぞいていく統合失調症に変わって、精神科臨床の表舞台に押し出されてきたのが「うつ病」であった。

統合失調症の時代にあっては、中年期の比較的めずらしい、完全寛解が期待できるが病相期には重篤であり自殺の危険も高い内因性精神病とされた「うつ病」であったが、またたくまにうつ病は若者の病気、「こころの風邪」と比喩されるコモン・ディジーズとなった。計量化、数値化された精神医学では、内因性と外因性の区別は切り捨てられた。横断的な病状が重視されながら、一方でうつ病である限り再発のリスクが重視される。結果、再発の予防的コントロールと薬物療法の継続こそが治療の要となる。

このことがもたらしたのは、多くは反応性の抑うつ状態である若者たちのその後の人生に対して、「再発を繰り返すうつ病」という病者・障害者アイデンティティを付与することである。これらの若者たちは、従来ならば事例化されることのない思春期・青年期の抑うつ状態を一種のスランプとして通過して、中年期以降に初めて「内因性うつ病」と診断されたであろう。彼らは、その後の職業人生の中で執着気質を身につけ、そこそこの社会的地位を築いていった。そのようなライフコースをたどる機会が失われたのである。

## 発達障害という発見

コモン・ディジーズとして精神医療の領域拡大を支えてきたうつ病も、一〇年二〇年と経つうちに、症状の慢性化、再発を繰り返す脆弱性、社会生活への意気阻喪などの治療の困難性が無視できないほどあらわになる。その背景にはますます社会復帰が困難となる雇用の流動化などの社会的背景や、安易に長期、大量に使われる向精神薬の有害作用が考えられるが、いまひとつ注目されたのが発達障害という概念の登場である。二〇一〇年以降、この傾向がますます明らかになって現在に至っている。

これに二〇年先だって、不登校、非行、自殺、虐待などの子ども問題が注目されはじめ、小児精神医学に照明があたるようになっていた。その対象であった子どもらが成人となり、精神医学と児童福祉の制度の谷間に落ちて問題が表面化しはじめたこと、二〇〇五年に発達障害者支援法が施行されて、発達障害という名称が人口に膾炙しはじめたことが、多くの困難の背景に発達障害を見ようとする傾向に拍車をかけているだろう。(世間を騒がせた青少年犯罪という問題もある。)

発達障害という見方が臨床にもたらした影響は大きいが、精神科臨床の変化を論じる上で注目したいのは、それが「生来の障害」であるということ、そしてその障害は各種の「特性」の束として現れるということである。精神保健法が精神保健福祉法とされ、精神障害者が福祉の対象としての「障害者」となったのが一九九五年、発達障害者支援法の施行と同じ二〇〇五年、三障害を一体化する障害者自立支援法によって精神「障害（disorder）」はようやく他の障害と同じ意味での障害（disability）という見方を得ることになる。

今や、寛解せずに慢性化していくうつ病、エネルギーレベルの高さなどからデイケアなどの処遇に次第に困難をきたす統合失調症の中から、発達障害の特性をもつ者が識別されてくる。発達障害が表面的な疾病の背後にあるのであれば、それらの特性は、本来性のもの、生得のものであり、変化しないものである。このような「発見」は、当初は様々な特性にあわせた治療者側のかかわりの変化を導くという好ましいものでありうるが、やがてはそのような特性をもつ者を通常の治療から排除する方向に、あるいは逆に発達障害として支援されてきた人に他の精神症状の特徴が出てくれば支援から排除する方向に変わるだろう。その兆候はすでに、医療と福祉の両面で、それぞれに現れつつある。

## 暗闇から明るみへ、抑圧から解離へ

私の見てきたこの半世紀近くの精神科の臨床は、薄暗がりの中で秘匿されながらひっそりと灯されていた場所からひき出され、現代医学としての公正と効率を誇りながら白昼のまぶしさのうちに方向を失っているようにみえる。もちろん、以前の暗闇に隠されてきた多くの悲惨は否定しようもない。しかし、まっとうに臨床しようとする意志さえあれば、長い時間をかけて治療関係を手探りし、患者の病苦に付きそうことができた。その中で臨床家が突きあたるところは「抑圧」であり、その手応えの頑強さの前に立ち竦むだけのこともあれば、そこから患者の人生行路に寄り添っていくことすらできた。

今や、精神障害の苦悩は、暗闇に抑圧されることなく、明るみの中に解離されて表出される。抑圧された苦悩は、さまざまな時間の中で物語としてメタフォリカルに形成されていたが、解離はそのように形成されることなく、生のままの欲望として治療の場に放り出されてくる。解離されるものは、時間によって形成されたものではなく、どこまでも本来性で生得的、そして生物機能として要素的である。解離とは束をほどかれた「特性」であり、衝動の別名なのだ。

社会から完全に疎外されていた抑圧された物語は、解離して（解き「離」たれて）社会の明るみに漏れ出し、社会的価値と社会的時間に直に晒され評価される「特性」に変わられた。現代の臨床家が日々直面するのは、評価によって序列化される患者の屈辱と、他者からの承認を求める焦慮である。その対処として、社会の中にシステムとして治療と支援の標的段階が置かれる。それはたとえば、急性期治療期間をはじめとして治療に課せられる様々な時間的制約であり、重篤度で分けられ達成への時間を区切られる障害者施設の階梯的組織編成である。その中で言われる「障害の包摂」は、成績を達成したものだけが受け入れられる、一般社会と同じ「公平さ」を意味する。

こうして、精神医療は、その明るさの極みにあって、新しく平易に、システマティックな手つきによって再び疎外を生み出しつつある。その中で、精神科医、治療者、支援者そして当事者たちは、漠然とした不安と緊張とやり場のない正体もつかめぬフラストレーションを抱いて、「平坦な戦場」をさまよう。その帰結は、すでに先行する一般医療の中で爆発している、治療者に対する不満や攻撃ですらあるのかもしれない。

## 変化の時代的・社会的背景

日本が精神病院大国であることは否定しようがない。この背景は戦後の復興から高度成長を支えた重化学工業への産業転換にある。石炭から石油へのエネルギー転換が、太平洋湾岸部への大量の人口移動を引き起こし、その結果崩壊した農村共同体に残された精神障害者と、都市部の急激な環境変化に刺激されて新たに発症した精神障害者の収容のために、国策として精神病院の大量の建立が急がれたのである。

戦争トラウマと戦後精神の荒々しさは、精神症状の激越と暴力の蔓延として精神障害者のイメージを決定づけていた。その「凶暴さ」の管理のために、抗精神病薬が登場するやいなや大量に使用され、その表出は抑えつけられた。

同じその時代、奇跡と言われる高度成長を達成し、虚妄のバブル経済へと至る社会で、人々はそれまでの価値観を急速に脱ぎ捨てていった。それによって、新参者の集まりである都市にもかろうじて保たれていた親密な地域社会は崩壊し、そこが担っていた若者たちの教育は学校における管理的指導に任されるようになる。高度成長にかかった急ブレーキは、その価値観の中で生きてきた親世代を慣性力で突進させ続け、すでに成長の約束を失って停止している子世代と激しく衝突する。それに対して、不登校、引きこもりへの親世代からの厳しい否定である。誰もが物質的豊かさを享受できる生活インフラは、その子どもたちに実身体の引きこもりと精神の内閉を許容することができた。

こうした変化を背景として、何が「非理性」であり「逸脱」であるかという基準が、統合失調症のような精神病から、抑うつと衝動、解離へと移行したのである。

やがて、今世紀になってますます加速する中間的共同体の崩壊によって、親密な人間関係は同一世帯の中にまで切り詰められ、家族の葛藤は行き場を失って家庭内に煮詰められる。社会の問題であった暴力は、いまや家庭内の問題となる。社会性を獲得するモデルは親子関係と夫婦関係にしか求められず、世代間の仕切りは失われ、社会と家族の間の防壁もあいまいになる。

社会の成長の終焉は、個人の成長をも神話にする。「成長する人間」は理念型としての「人格」を形成していくが、その成長を失えば個人はそれぞれの発達段階に応じた「特性」の束にすぎないものとなってしまう。精神医学において人格障害という診断が下されることが激減したように、社会からもその構成員たちの「人格」という概念が消滅していくのだ。

同時に「人格」に取って代わった「特性」は、社会的な評価としての「能力」で計られ、数値化されていく。こうして発達障害こそが、社会への不適応、社会からの逸脱、コミュニケーションを阻む「欠陥」として、教育の過程で、社会化の過程で絶えず見出される現代的精神障害という地位に押し出されてきた。

これが今、私たちが立ち竦んでいる場所なのだ。

## 通過儀礼なき人生とコムニタスなき社会

かつて、精神医学には「思春期危機」という診断・見立てがあった。この言葉がまったく顧みられなくなったのは、私の記憶を辿る限り、一九九〇年代からである。これは社会の「成長」が止まり、この社会から「青春」という言葉が消えていった時期に一致する。それは、「人格」という概念が消えていく先駆けであった。

かつて「青春」という一時期は、人の一生の中で特権的な地位を占めていた。遠くは地中海世界に始まった人類社会の近代化から、日本の高度成長期に至るまで、人口と生産力の爆発的な拡大とともに人類に思春期・青春という時期がもたらされた。それは、もっとも活力に満ちた生物学的時期にある青年たちが、無遠慮に、放埒に、本能的に、破壊的、激情的に振る舞うことを許された時期であった。

社会が祭りの混沌を通して再生されることを、文化人類学ではコムニタスという。[3] コムニタスとは、人生の各時期を画する通過儀礼において、その社会の構成員は構造をもった社会から分離され、特別な意味をもつ過渡期を経て、ふたたび社会に統合される。そのうち、本来の社会的属性をはぎ取られて混沌とした反秩序の中に人が投げ込まれる過渡期の時空をコムニタスという。この自由と放埒、破壊と情熱の時空間の中で、人は新しい秩序に適応する力を得、それを支える主体として再生する。社会はその秩序とエネルギーを保つために、反秩序であるコムニタスを必要としている。「青春」とは、人生の多くの重要な節目の中でも、特に著しくコムニタス的特質が刻印された時空の別名であった。「思春期危機」が特別に名指されたゆえんである。

世界人口の増加率が急峻な折れ線を描くように減少に転じ、日本では高度成長が完全に終わりを告げたまさにその時、通過儀礼としての青春と、そこに生じる危機であるコムニタスも消失した。それとともに、人間の生の道行きは、児童から成人、そしてその老衰と死までが、一様にだらだらと続くのっぺらぼうのようなものになる。かつて「青春」は、子ども・青年から社会の担い手である成人に移り変わるための通過儀礼として、世代の間に厚く画されていた壁であった。それが失われて一直線につながった児童、思春期の若者、成人たちは、同じ価値を共有し、同じ生活規範を強要され受容する。世代の断絶は消えて「思春期危機」がなくなり、親子が同じゲームに興じる。コンビニで子どもが敬語で遇されるのと対応して、一般社会組織の成人の論理と倫理が子どもと青年の仲間社会に入り込む。たとえば、大人社会のいじめの構造が、そのまま子ども社会に持ち込まれる。少年少女が受難する時代となったのだ。

## 新しい精神療法へ

四〇年近くになる自分自身の臨床経験から、精神障害と社会のかかわりとその変遷について、その骨格を絞り出してみた。精神医療は、社会が異常として抽出してくるものにレファレンスを与える作業という意味では、まったく社会の映し鏡である。だが、抽出されて個々の精神科医の前に現れるのは、個々の実存的人間であり、それぞれの固有の苦悩に対座しなければならない。

精神科医（あるいは広く治療者、対人支援者）もまた時代の子であり、その時代の価値観に染まりながら、その時代の変化とともに変わっていく。同じ精神科医という仕事をしていながら、世代が変わると、理解を阻まれる他者としか見えないことすら多い。だが、精神医療のもとに社会から押し出されてきたひとりひとりを、再び社会の方へ返すことが私たちの仕事であることは、どのような場合でも変わらない。その帰って行くべき社会をどのようなものと認識し、どのようにしてそこに返すかということが、今も変わらず問われていることだ。

私のその問いへの答えのうち精神療法にかかわるところは、「二一世紀の力動的精神療法試論」として提起した。[2] さらにそのような精神療法の場を取り囲む社会については、ここで述べてきた半世紀にわたる精神医療と社会の変遷を視野に入れるなら、再び参入すべき社会のイメージは、通過儀礼とコムニタスという時空を備えた新しい共同体となるであろう。

その精神療法の要諦は、見田宗介の未来社会学[1]を参照して、「多様性」「肯定性」「現在性」としてまとめられる。どのように疎外を再生産しているものであろうと、現代社会が達成し、精神医療もそこに置かれているこの明るさ、開放性は、それを生きる私たちにとって望ましく手にすべき幸福のかたちである。その幸福から疎外されて精神の不調を抱えることになってしまった者たちは、過去のトラウマ的出来事に束縛されて現在をとざされ、自他からの評価によって絶えず否定されながら他者からの承認を求めて焦慮し、悪や闇をひたすら排除せんとする社会の要請に従って、単一かつ単調な価値観への適応を試み、その結果、解離され排除された自己から復讐され挫折する。

その治療が目指すのは、まず現在のこの場に安心を治療者とともに創り出し味わえることである。そして、評価の軸を能力を基盤にした特性に求めるのではなく、他者の喜びと苦悩を自らのものとして体験できる共感こそが、自他ともに肯定するにいたる道であることを経験すること。解離された自己にも多様な居場所があること、それを知ることで自らの中にある多様さを受容すること。その時には、解離されていた悪や闇もまた自己の内に再び受容されるだろう。

これらのことはすべて、グローバリゼーションによって短縮されて人を追い立て続ける時間、計画され計量されてそこからの逸脱を許さない現代社会の空間とは別の時空間の中でしかなされ得ない。そのような豊かに変容した時空間を、治療者とともに自分の内部から外部の自分たちの環境にいたる共同の領域内に生成すること。それが私たちの日々生きる現代社会の豊かさと明るさという達成を、管理に覆われた現代社会という時空間に支配されてつかみ損なうことなく、自然に享受することを可能にするだろう。それはまた、現代社会で失われていく「成長」の苦悩と歓喜、「人格」の豊穣と尊厳を私たちの内に取り戻すことでもある。


〔文献〕
（1）見田宗介『現代社会はどこに向かうか―高原の見晴らしを切り開くこと』岩波書店、二〇一八年
（2）高木俊介「二一世紀の力動精神療法試論」『精神療法』四五巻四号、三九―四五頁、二〇一九年（本書所収）
（3）Turner, V et al: The Ritual Process Structure and Anti-Structure., Routledge, 1969.（冨倉光雄訳『儀礼の過程』思索社、一九七六年）筑摩書房（ちくま学芸文庫）、二〇二〇年）

## 統合失調症の約束の地、治療課題としての「治療の終焉」

（二〇一三）

統合失調症は本来予後の良い疾患である。ブロイラーは、すでに一〇〇年前、統合失調症という概念を確立した記念碑的著作の、その観察のもととなった患者たちと一緒に暮らし続けた上で、こう言っているのだ。この病気は、いかなる時点でも進行が止まりうるし、多くの人は五年で病勢が止まり、その後は改善し続ける。そして、三分の一の人が完全に治癒する、と。

抗精神病薬が登場してすでに半世紀になる。この治療法は、統合失調症が病院を出て、地域で暮らすことを可能にし、統合失調症の治療に画期的な成果をもたらしたとされている。しかし、抗精神病薬のなかったブロイラーの時代に比べ、統合失調症の転帰が改善したという証拠は、実は、ない。それにもかかわらず、統合失調症の治療に抗精神病薬は必須のものとされ、悪化や再発の予防のために一生涯の服薬を強いられ、そのことによって統合失調症は完全に（薬物療法という狭義の）医学的管理下に置かれることになった。

一方で、ブロイラーの時代には見えなかった様々な障害が、統合失調症の中から取り出されてきた。知覚の過敏さや対人関係からの極端な撤退、場にそぐわない言動など、これまで統合失調症に特有な症状と考えられてきた少なからぬ特徴が、例えば発達障害として統合失調症から除かれるようになった。統合失調症の皮を一枚一枚むいていくと、そこにはいつまでたっても芯はなく、ますます曖昧で輪郭を欠いたものになっていくかのようである。それに耐えられず、精神医学の世界では、統合失調症を未知の脳疾患として単純化するクレペリン＝シュナイダー流の生物学的見方への退行が生じ、その結果、皮相な診断とマニュアル化した治療が主流となってしまった。

それに追い打ちをかけるように、精神医学という学問のなかでも、精神医療という実践のなかでも、統合失調症はすでに時代のテーマではなくなりつつある。成熟化＝閉塞化した社会では、人々の関心は疾患と障害ではなく、普通の人々のメンタルヘルスへとすでに移ってしまっている。重い疾患や障害はますます社会の外に排除され、私たちは私たち自身の内にある不健康や不適応のケアに忙しい。

精神医療や福祉の場では、統合失調症にかわって認知症がこれからのテーマとなるだろう。特に日本では、人口構成の問題が拍車をかける。高度成長期に増え続けた人口規模にあわせてつくられた日本の精神病院は、若年精神病人口が減少することで空床ができる。それを補うために、超高齢化によって今後三〇年増え続ける認知症を精神病院での治療の対象としていく。認知症は、これまで人口構成と高齢者死亡率の高さのために稀少だったがゆえに精神医学的関心の埒外だったが、今後は学問的フロンティアとして注目される。その一方で、その年代の権利意識の高まりのために、これまで以上に精神医療の劣位処遇が問題化される。そうなれば、精神病院への入院が社会問題として再び騒がれることになるかもしれない。

こうして統合失調症というテーマは、精神医学の研究領域で、精神医療や福祉的支援の実践の場で、片隅にひっそりと置かれたものになるだろう。

そうなるということは、統合失調症についての専門家が稀少化することであり、そのぶん統合失調症の研究領域はますます薬物や脳科学に偏したものになり、心理社会的な研究が少なくなる。また、精神障害者支援の実践領域では、今後しばらくは方向転換しそうにない福祉国家の衰退と新自由主義のもとで、より効率化、合理化が求められることになるであろう。

この二つの傾向が重なると、統合失調症の人々は障害者として地域生活と人生の質を保証されるよりも、ますます医学的管理の対象とされる方向に向かうだろう。合理性と効率性からもっとも縁遠い統合失調症の人々にとって、このような傾向はかなり生きづらい社会となるはずである。おそらく生物学的な精神医学を信奉する人々は、この病気の生物学的解明がそのような苦しい時代を終わらせると善意と熱意で信じている。しかし、その実現にはなお数世代の時間を要するに違いなく、私たちの世代はいまだ苦悩を背負い続けなければならない。

だが、このような潮流にもより長い歴史のスパンで見れば、一抹の希望がある。もともと統合失調症の人々は、ひっそりと孤独に、しかし悪意や策謀とは無縁に生きてきた人々であったということを思い起こす必要がある。彼らが、今も社会や病院の片隅でみせる邪気のない純粋さ、世俗的な損得に無頓着な誠実さ、ふと誰もの笑みをさそわずにはおれない愛らしさ、ここぞと思われる時に垣間見せるたくましさなどの特性は、現代では崩壊し失われてきたかつての地域共同体の中で、貴重な宝子として大切にされてきたに違いない。

そのようであっただろう彼らが、スティグマを帯びて社会から排除され析出されてきたのは、合理性と効率を求める近代がはじまってからのことである。とりわけ産業化が急速に進んだ一九世紀の西欧社会において、その流れは決定的であった。シュピーゲルやボッシュの描く民衆の姿から、私たちは狂気を見分けることはできないが、やがて近代絵画の群衆の中に、狂気の表象がそれとして見分けられ分離されてきたように、統合失調症の人々は共同体から孤立させられ、近代社会からの逸脱として排除されてきたのである。

おそらく私たちは、このような近代の沸騰から、あと一〇〇年の時間をかけて離脱していくだろう。近代化がほとんどすべての国々に行き渡る過程としての二〇世紀において、統合失調症の人たちは近代医学による管理のもとに集められ、排除されてきた。しかし、人類史上希有であった二〇世紀の人口爆発は、すでに終熄に向かいつつある。近代化を駆動してきた資本主義は、今金融化という最終段階を経て、それが生き延びていくためのフロンティアを失いつつある。

こうして私たち人類の社会は、未来への成長もなければ原始時代への退行もない定常社会を迎えることになろう。その時、おそらくこれからも人類が人類である限りなくなることのない、つまり、精神の働きという人類が人類であるための根幹に失調をきたす統合失調症という病を負った人々にとっては、未来に向けた成長と合理性の保持という規律に追い立てられることのない「約束の地」が、ようやく訪れる。

統合失調症の人々の上に降りかかったこの一〇〇年の悲劇を考える時、この悲劇に手を貸してきたもろもろの「治療」の延長線上に未来を考えるのでなく、その治療どもが姿を消す地平へと思いをいたすこと、すなわち「治療の終焉」こそが統合失調症の治療課題なのではないだろうか。

## アウトリーチ、日々是好日
### ――微笑む宇宙人、救われる地球人

（二〇二〇）

六〇歳女性、若くして統合失調症を発症。放蕩者の父親は彼女の病状が悪くなるつど精神病院に連れて行き入院させた。彼女は父親が報酬としてギャンブルの金を病院からもらっていると信じてきた。だから、自分の本当の父親は宇宙人なのでここにはいないと言う。

ACTで支援をはじめてからも、高齢ながらかくしゃくとした父親が彼女の年金の大半をギャンブルに使ってしまうので、こちらの援助で一人暮らしをはじめた。だが、今度は自分から父親にお金を渡しに行ってしまう。それでお金がなくなって困窮すると、ヘルパーのことも泥棒よばわりして追い出してしまう。宇宙のお父さんを地球に呼ぶのに貯金しようと諭すが、宇宙のお父さんは宇宙銀行を経営していて大金持ちなのでその必要はない、先生の病院にも一億宇宙円振り込んであるからよろしく頼むわねと、とりあってくれない。

私たちはいったいぜんたい何をよろしく頼まれているのだろう？？

そんな彼女にがんが見つかった。自分は死なない、宇宙のお父さんが医者をつれてきて治してくれる、だから明日から宇宙に行く、さようなら、もう明日から来なくてええよ、と言い続けたあげく、出血が激しく入院となり、このときは「本物の」父親が普段とちがってきまじめに説得してくれたおかげであろう、覚悟して手術を受けた。お父ちゃん、地球人だって、けっこうやるじゃないか。

だが、術後の精神症状の悪化からもう絶対に嫌だと言っていた精神病院に入院になった。退院しても病院に行ったらまた入院させられるから、と絶対にがんのフォローのための病院に行こうとはしない。当然、必要な抗がん剤も飲まない。自分には宇宙の血が入っているから死なないと言ったり、もういつ死んでもいい、地球に未練はない、と言い張る。治療を強く説得したら家に入れてもらえなくなった。ヘルパーも断られた。唯一言葉をかけられるスタッフが食事と大量のペットボトルの水を届け、玄関先で渡すことが続く。水道の水は毒を入れられているのである。

本当に死んでしまうかもしれないんだよ、抗がん剤によってこれだけ助かるんだよ、と知識の乏しい精神科医も内科医から教わってくる知識で玄関越しにマジで説得するが、死ぬのはかまわない、病院は絶対に嫌だと頑固。病院ではあれだけちゃんと娘を説得した父親も、退院するとなぜか自分のギャンブルのほうが忙しい。地球は誘惑が多いのだ。

そうこうするうち、精神症状もどんどん悪くなってマンションからの退去勧告も出そうになり、一度は強制的な入院を覚悟で迎えにいく。しかし、そういうときは何をどう察知するのか、絶対にドアを開けてくれない。長年の経験から獲得した見事な察知力だ。それとも彼女は本当に宇宙人なのかもしれない。

あきらめるしかない。支援者たちは相談を重ね、これまでの家族との関係の不幸や入退院の繰り返しの人生への不満、等々彼女の絶望的な気持ちには根拠がある、彼女の嫌がることはせず、こちらの治療方針は捨てて寄り添ってみようということにした。絶対に病院に行くことを強制しない、ただ医療者としては心配で死んでしまいそうなので血液検査だけはしてほしい、内科と相談しながら診ますと伝えた。そうすると、とたんに素直に会ってくれるようになった。副作用についてぶつぶつ言いながら薬まで服用してくれる。だが、病院だけは警戒して行かない。そんなこんなで半年、腫瘍マーカーが幸いにも落ち着いていることを伝え続け、半年後の内科経過観察のための診察予約の日がきた。

この度は行ってもいいわ、やっぱり行かないわ、の繰り返しながら、当日、きちんと衣服を整えて「おはよう」と明るい声で出てきた。内科医の結果説明にも、うん、うんと頷きながら真剣に聞いていたらしい。結果再発の兆候もなく、診察につきそって喜ぶ訪問スタッフに、「なんか生きていきたいいう気になってん」と彼女が微笑んだ。

「振り回され続けてきてよかった、彼女の粘り勝ちですよね」とヘルパーの断りや派遣、要求、攻撃を受けるスタッフの心痛の矢面に立ってきた相談支援員が、事の成り行きを聞いて爽やかに笑った。

意思決定とかニーズの把握とか、はてはその人のほんとうのニーズは何か、などと支援者である私たち他人は簡単に言うが、人の生き様なんて本当に他人にはわからない。「本当は彼女だって生きたいと思っているはずだよね」と私たちが考えて強制的な治療を選択していたとしたら、彼女はさらに心を閉ざし、世界全体に不信感を抱いて「宇宙の本当のお父さん」を求めながら孤独でいただろう。

だが、こうして寄り添ったあげくに、いよいよ死の淵に立ってしまった時に彼女自身が自分の選択を後悔したかもしれない。そのときには、私たちに何が言えるだろう。

だが、それでも本人の言い分を信じたい。私たちの支援は、いつも支援される人たちのほんのひと言に救われているのだから。

# 二一世紀の力動精神療法試論
## ——新たな実践のためのノート

（二〇一二）

### 「知」から「姿勢」へ

二〇世紀は心理学が世界を席巻した時代であった。なかでも、力動精神療法[*1]を代表とする精神分析派は多くの文化・思想潮流に影響を与えた。それまでは不可知のものであった個人の内面に、構造化された「精神」を見いだしたのである。[*2]これによって、人の行動はその内面との因果的連関によって理解されるようになった。その結果、秘匿されていた個々人の内面がひたすら白日の下に晒《さら》される。[*3]心は他者と社会によって眼差される。精神療法においては、心の構造と機能を知る治療者が、救いを求める患者に対する司祭となった。

心理学に対する需要の増大の背景には、人口爆発と技術開発に支えられた産業社会の急速な資本主義的発展がある。莫大な人口を、資本主義的生産過程に適応して自発的に規律に従う労働力に仕立てなければならない。そのような社会への適応を促し、あるいはその失敗を修正するために、心を管理する技法が求められたのである。[*4]

二〇世紀末になると、産業技術の発展は、少なくとも先進国の生活世界の範囲では、基本的な人間の欲求を満たし終えた。もはや資本主義は、基本的欲求の充足とは関係のない些末な差異を自らつくりだして駆動するしかなくなる（消費社会：ボードリヤール）。そのために資本の利潤率は趨勢的に低下していく。労働分配率は切り下げられ、先進国内にも深刻な格差を生む（新自由主義）。その格差は、経済格差であるとともに、産業社会の発展と逆相関するように生じた現代人の生の内実（生きがい、健康、幸福感、他者との連帯等々）の格差である。このふたつの格差の解消が、二一世紀の世界の課題となる。

この課題を達成するために社会改革は必須条件であるが、それのみでは十分ではない。流動的となった社会の中でコミュニティから切り離されて孤立した現代人に対しては、心理－社会的支援が必要となる。そのために、精神療法は様々な対人支援の場で他の様々な手段と溶け合うことが求められている。力動精神療法もまた、人間心理を理解する「知」から、社会場における対人支援実践の「姿勢」とならねばならない。

## 施設からコミュニティへ

二〇世紀の福祉国家の建設と脱施設化の推進のもとで、重症の精神障害者を地域で支援することをめざす地域精神保健活動が世界中で模索された。欧米諸国の地域精神保健活動、イタリアの精神病院廃止の運動、わが国における「べてるの家」のような地域共同体的な試みやＡＣ

T（Assertive Community Treatment：包括型地域生活支援プログラム）による支援が行われてきた。

これらの活動は、当事者のニーズを中心とすることを強調してきた。米国の脱施設化を指導してきたモシャーらは、「患者に対して現実に治療的であることは、患者の現実生活のニーズに注目すること」であり「私たちが支持するのは、日常のありふれた言葉と日常の良識である」と言う（Mosher, Burti：1989）。モシャーらが挙げる地域精神保健における支援関係の原則のひとつに「仲間のような互酬性をもつこと」が挙げられており、支援関係の平等性と共同体づくりへの指向性がうかがわれる。地域精神保健における精神療法は、「全体として地域社会の中に統合されることが必要」であり、「生活体験の連続性の中に精神的苦痛を伴うエピソードをうまく組み込む」役割を担う[*5]。

筆者は、民間の診療所と訪問看護ステーションによってＡＣＴと呼ばれる地域精神保健プログラムを実践してきた（高木、二〇〇八）。ＡＣＴチームは様々な生活支援や心理的支援、医学的支援を統合して、支援対象者の現実生活の場に安全保障感を取り戻す役割をはたす。そのためには、ＡＣＴチーム全体が開放的で豊かな人間性を備えた雰囲気を保っていなければならない。当事者とチームの間だけではなく、チームメンバー同士、さらには連携する地域機関との間にそのような関係が成り立つとき、それ自体が精神の障害に苦しむ人間を癒す力となる。ＡＣＴをはじめとする地域の実践における精神療法の目的や技法は、そのような関係性を促進することである。このことはすなわち、支援の場全体の力動を対象者の支援のために動員することである（高木、二〇一〇）。

イタリア・トリエステの地域精神保健サービスも、北海道浦河町のべてるの家で行われ全国にひろがりつつある「当事者研究」の試みも、従来の個人精神療法を支えていた患者－治療者間の権力関係を、新しい共同の関係につくりなおすことを重要なテーマにしている。[*6]

## オープンダイアローグの衝撃

精神療法が現代社会のあらゆる対人支援活動の姿勢を支える思想に生まれ変わろうとしている時、オープンダイアローグ（Open Dialogue：OD）（Seikkula, Arnkil：2006）の実践は精神医療に大きな衝撃をもたらした。ODでは、患者に精神病的危機が生じた時に、二四時間以内に専門スタッフからなるチームが編成され、患者・家族と彼らのもつソーシャルネットワークによるミーティングが招集される。複数の治療者からなる治療チームは、その危機が解消されるまで同一チームで責任をもってミーティングを行う。

治療ミーティングの中では、対話実践が重視される。ミーティングの参加者たちはそれぞれの視点がもつ多様性を保つことを保障される。それによって、ミーティングの場には様々な声の「ポリフォニー」が生まれ、「新しい経験をあらわす新しい言葉」が共有される。ネットワークは患者や家族の不安を受け止める新しい共同体となり、患者は自らの困難な体験を自分の人生の文脈の中に置くことができるようになる。[*7]

ODのこのような治癒機制の中心にあるものを、開発者のセイックラらは「愛の感情」と呼ぶ（Seikkula, Trimble：2005）。従来の心理療法が、一対一の言語的やりとりを中心としており、かつ、感情については患者のネガティブな感情を取り扱っていたのと反対に、ODは治療チーム全体の感情や雰囲気を重視し、患者・治療者を含むネットワークの全体がポジティブな感情を共有することを目指している。そのような感情が共有されたときに、患者にも治療者にも変化が起こる。つまり関係そのものが変化し、新しい共同性が生まれるのである。

現代社会は、「共生」という理念を掲げ、社会のシステムを対人支援的なものに変えようとしている。ODは、同じことを治療ミーティングという現場で追求する。ODが精神医療に与えた衝撃の核心はここにある。

本論における以下の論述は、この衝撃を受け止め、新しい力動精神療法的対人支援の姿勢として取り入れるための見取り図である。

## 〈個〉、あるいは「かけがえのない私」の誕生

現代のグローバリゼーションは、時間/空間の急速かつ極端な短縮としてとらえられる。そこでは、私たちの生は細分化され、経済的格差とともに情報の格差が広がり固定され、私たちの日常生活の場（地域）は管理と収奪の場となっている。私たちは、そのような生から、人間と社会の本来の豊かさと喜びを再獲得し、そのやせ細った内実を再拡張しなくてはならない。

対人支援という仕事（生物‐心理‐社会的仕事）の対象は、〈個〉〈家族（親密圏）〉〈社会〉〈世界（コスモス）〉という異なる相をもっている。それらは、常に相互作用と反作用の力場に置かれている。それらのつながりを見通すことで、その全体がつくる円環の中に私たちの生の

意味を取り戻す道が開かれる（高木、二〇一六）。

個体は、そのはじまりから、生命体として環境からの刺激に反応している。最初の刺激は羊水の海であり、その海洋を通して胎児の感覚に届く母の内臓のうごめきと声、すでに一個の「私」である母が環境から受けている刺激を受け続けている。その環境である母体は新しい生命からの刺激に反応する。個体は最初から無限の刺激－反応の循環の中にいる。

ヒトは生まれると同時に、環境刺激に反応する。個体は早くから、他の生命体による刺激と物的環境の刺激を区別する（バイオロジカルモーション知覚）。この区別が親密な他者との交流の原基となる。物的環境との刺激－反応系は、環境の物理的性質を確実に受け止め、そこに自らの活動の基盤をつくる（アフォーダンス[*8]）。

類人猿の赤ん坊が最初から母に抱き取られる形で生まれて乳房に接触できて飢えることがないのに対して、ヒトは出生と同時に母親と分離される（生み「落とされ」る）。赤ん坊は泣き声で周囲の注意を惹き、周囲の協働作業によってはじめて乳房に辿り着くことができる。新しい生命は母以外の他者に立ち会われて生まれ、共同体に迎えられるのだ。ヒトは共同性の内に生まれる。

親密な養育者との交流は、「重要な他者（G・H・ミード、H・S・サリバン）」として個体に取り込まれる。これにはミラーニューロンを介した身体模倣のシステムが多くかかわっていると考えられるが、このことは言語獲得、自己意識の誕生以前からヒトは「他者の自明性」を身体に組み込まれていることを意味する。成長とともに複数化し社会化されていく多数の「重要な他者」が自己を構成し、唯一無二の歴史性をもった「かけがえのない私」となる。自己は幾多の他者との偶然の出会いから織りなされたタペストリーである。

従来、言葉の世界を偏重する心理療法の世界では、「現実界（もの自体）は知り得ない」とのテーゼがあり、ありのままの世界は不可知なものとして遠ざけられてきた。[*9] しかし、個体としてのヒトの精神力動は、そのはじまりから生命体を他の物理的環境と区別し、他者を意識し、他者へと向かっている。

## 〈家族〉、あるいは親密圏の成立

脳の発達に長い時間と多大なエネルギーを必要とするヒトは、多種多様な養育者の世話なしには生き延びることができない。ヒトの幼児形は成人を惹きつけ世話をやかせるようにできており、同時に、赤ん坊は言葉以前に外界の刺激を他者と共有し、自ら他者を動かそうとする（ヒトの発達における「九ヶ月革命」）。また幼児は、他者の利他的な行動を見分け、そのような相手を選んで愛着をみせる。こうした子と養育者の相互行為が、家族を特別な親密関係として成立させている。

精神分析はエディプス・コンプレックスを発見し、性欲を人間の力動の根源であると考えた。しかし、現代の人類学と霊長類学の知見は、家族の親密さこそがインセストを回避させていることを見いだし、幼児性欲の存在とエディプス・コンプレックスを否定した。[*10] 家族、あるいは親密圏は、親子間の闘争的な力動が支配する場ではなく、利他的相互関係の揺籃する安心と安全の場である。[*11]

家族という共同性は他の動物に広く存在するが、家族という単位がつながりあってより大きな共同体をもつのは人類だけである。個体が多くの他者を自らに取り込んでいる（自己とは他者である）ことが、家族を超えた親密圏の拡大を可能にしているだろう。自己の他者性は言語の獲得によってより高度化し、複雑な社会関係の中で他者の行為と連携することを可能にする。共同体の拡大が社会というまとまりに移行する。

だが、親密圏である共同体の相互関係から社会関係への移行は直線的なものではない。エロス的愛情の共同体である家族共同体は、規範的命令の場である社会と対立する。エディプス的葛藤は、この移行の時期にこそふさわしい。[*12]親密圏の中ではその親密性ゆえに性成熟を拒まれている個体は、性の力に牽引されて共同体の外部へと遍歴する（楽園からの追放）。したがって社会は規範の場であるとともに、人間的関係の場（エロスの磁場）でもあるという二重性を帯びる。だが、親密圏では自然に得られていたエロス的充足は、社会の中では闘争的に勝ち取らねばならないものとなる。この闘争は自己というものを加害者であると同時に被害者であるような葛藤の場におく。[*13]資本主義経済はそのような自己の矛盾を極端なまでに拡大するだろう。

## 〈社会〉、その「関係の絶対性」

人間の関係は、家族から社会へと広がっていくが、社会は個人や家族の単純な集合体ではない。類人猿も社会をつくるが、それは家族単位か群れ単位かのどちらかであり、家族と社会という二重の共同体を共存させているのは人類だけである。社会は私たち一人ひとりが作っていることは間違いないにもかかわらず、決して私たちの意のままにならない不可思議な力が働いている場である。人類だけが、この不可思議な力のもとに生存を可能にしている。

私を生かしながら、私を奪う魔物としての社会。社会は、マックス・ウェーバーによれば個々人の倫理や情熱が動かす総和的な存在である（『プロテスタンティズムの倫理と資本主義の精神』一九〇四）。それに対してエミール・デュルケームは、社会というシステムが個々人の動向の総和を超える何かであることを明らかにした（『自殺論』一八九七）。自殺という個々の人間がする行為に対して個別に手当てしたとしても、ある時代のある社会では自殺率は一定となる。うつ等の個々人の健康状態、貧困、共同体の崩壊など、どの要因ひとつを動かしても社会に一定存在する自殺という行為の帰結を変えることができない。

だが、現在この世界を跋扈している新自由主義の政治と経済は、あらゆる個のつながりを分断し、社会を私たちにとってまるで疎遠なもののようにしてしまった。人生の帰結がすべて個々人の中にある資質の因果連関に還元されるのである（自己責任論）。以来この半世紀、対人支援に携わる者ですら、客観的な評価がさも対象者の中だけに実在するかのごとき錯覚のもとに自らの仕事を行っている。

このような、私たちにとっての社会の疎遠さの極限として現れるのが「関係の絶対性」である。[*14] 親密圏における人間の利他性は、社会の広がりの中で利己性や攻撃性に反転する。「仲間を守れ、敵を殺せ」という至上命令が国家の原理である。福祉国家の充実は、発展途上国の貧困と飢餓を経済的基盤にしている。私たちの社会は、近代化とグローバリゼーションが進むなかで、客観的にはいやおうなく（絶対的に）このような関係を生成せしめてしまう。近代以降の人間存在にとってますます根本的な矛盾となった加害と被害の同一性は、社会というレベルに拡大される。「関係の絶対性」は、「私」の日常生活の自明性や限定性にもかかわらず、まったく不可視のところで私と他者が敵対してしまうことを強いる社会の構造であり、そこから不可避的に生じる私たちの感情の呪縛である。

「関係の絶対性」は、善意の実践を行う者にとっては、自分の行為がどこかで反転してしまう〝腑に落ちない〟不条理とみえる。精神科医としての私は、何とか精神障害者を支援したいと思う。だが、現代のこの国における精神病院中心体制の中で、支援のまさにその結果として強制入院に至らしめる加害者として現れざるをえない。個人の善意や熱意にかかわらず、社会的な役割として与えられた強権性から逃れられないという絶対的な関係性のもとにある。それをどのように克服すべきか、とりわけこの社会で対人支援を職務としている者は、その課題から逃れられない。[*15]

## 〈世界〉、あるいはコスモス、そして交歓

ここまでの関係に内在すると、私たちは「関係の絶対性」に呪縛された存在でしかないように思われる。だが、私たちの生が営まれる場は、なだらかに〈世界〉へと開かれている。〈世

界〉は、単なる人間社会の拡大ではなく、私たちの〈いのち〉がそこに受胎するコスモスである。それは、私たちがコミュニケーションを行うすべて、言語以外も含めて私たちが刺激し反応する世界のすべてである。私たちが温かい陽ざしにつつまれるとき、清涼な山間の水の冷たさに触れるとき、風が涙を乾かすのを体験したとき、深い森の静けさに溶けるとき、私たちはコスモスと交歓している。[*16]

そして、世界はどういうわけか、美しい。その世界が美しいという感覚は、奇跡的なことである。私たちは生物にすぎないのだから、ほんとうは食って寝て、交接してＤＮＡを残せばそれで良い。なのに、この世界を美しいと感じる。それは私たちが生存のはじめから、他者を認め、求め、愛しむことと同じ奇跡である。

人間同士の関係、この社会での私たちの人間関係では、関係の絶対性から免れないことがおそらくほとんどではある。それにもかかわらず、思ってもいなかった良い事、奇跡のような人間関係に出くわすことがある。私たち、対人支援という職業に携わる者は、そのことをよく知っているはずだ。その経験がなければ、この仕事は続かない。「奇跡」は手垢にまみれた宗教的な作り話のことではない。宗教のもっとも純粋なところに生じる奇跡はすべて人と人との関わりの中で生じている。単なる法外な物理現象が人の存在しないところで起こったとしても、それを奇跡とは言わない。私たちの対人支援実践の中でしばしば〝奇跡〟的なことが起こるとしても、いささかも不思議ではない。[*17]

世界がこのように美しいのも、世界には幾多の奇跡が起こりえるのも、私たちが、それを呼び寄せる生き方をしていたり、それを不可思議としない関係を築いたりしているからだ。個から家族に、家族から社会へ、社会から世界へ、そして世界からふたたび個への、この奇跡的な循環の上に、私たちの対人支援の姿勢とその実践は構想される。[*18]

## 肯定性、現在性、多様性へ

精神療法が、個の深層への探求であった「オルフェウスの時代」は終わった。表層的に社会への適応を促す幾多の精神療法的努力は、「関係の絶対性」のもとで反転して、疎外として跳ね返ってくる。精神療法が味わっているこの挫折と無力感が、人間の苦悩をひたすら脳の状態に還元する薬物療法の独善的優越をもたらしている。「生物－心理－社会」的支援という言葉は、もっともらしく語られるとしても、そのそれぞれの項が分断され、おのおのが互いに連関しないままの寄せ集めとしてしか機能しない。

現代社会では、個々の人間はますます孤立していく。社会は信頼ではなくリスクへの不安によって結びつけられている（「リスク社会」U・ベック）。あらゆることがトラウマの表象となって、人間がかくも脆弱な存在であることを常に意識させる（「プレ・トラウマティック・オーダー」[*19]）。

このような状況の中で、対人支援はいやおうなく多職種の協働のもとにおかれるようになり、面接室ではなくコミュニティの中で多種多様な作業として行われる。個々の治療者・支援者は、かつてのような患者・当事者の状況から隔絶して守られながら相手を操作していた従来の意味での「専門家」ではなく、同じ状況に投げ込まれて生きながら関係しあう「当事者」同士である。[20][21]

私たちは今や、個体の内部にあって駆動するとされてきた「力動」を、反発しつつ連関する〈個〉〈家族〉〈社会〉〈世界〉という循環の中に連れ出す時だ。これまで個人力動に場を置いて洗練されてきた様々な精神療法的技術は、その循環を背景にして統合される。[22] 少なからぬ新しい協働的な方法は、その方向を指し示している（たとえば、オープンダイアローグ、当事者研究）。

さらに、これまで言語的世界に縛り付けられてきた力動概念は、生物としての人間の確かな身体と物理的環境の中に据え直される。ダーウィニズム的な競争原理によって考えられてきた人間の欲動は、共生の可能性を基礎づける「関係への希求」によって置き換えられる。

そのような新しい人間の探求としての力動精神療法は、人間を「抑圧」という否定的契機ではなく「関係への希求」という肯定的契機によって理解し、悲観的な決定論や因果連関ではなく「今、ここ」にある関係の現在性の上に実践される。[23] それは、規範への同一化を強要する〈社会〉から、コスモスとしての〈世界〉へと、私たちの多様性を解き放つものとなるだろう。

〔補注〕

＊1：本稿では「精神療法」「心理療法」の区別をせずに用いる。「力動」の用語については、「心を駆動する様々な力のせめぎ合い」程度の意味に使うが、従来の力動精神療法が、その力を個人の欲動にのみ源泉するものと定義している点は採用しない。

＊2：もちろん力動精神療法の源泉はフロイトをはるか遡り、フランス革命前夜のメスメルらを通して、中世の民間心理療法にいたる（エレンベルガー『無意識の発見（上）』（弘文堂、一九八〇年）。

＊3：『露出せよと現代文明は言う』（河出書房新社、二〇一三年）で立木康介は、現代人は「抑圧の不在」によって特徴づけられるとした。この見解は、神経症における「水平の抑圧」とボーダーライン・パーソナリティ障害における「垂直の解離」あるいは「斜めの抑圧」の対比という精神病理学的理解と対応している。

＊4：もちろんその反面、精神療法は人格の陶冶と成長を促すものとして期待された。しかし、中井久夫は、力動精神療法が担ったこの適応促進機能へのほとんど熾烈と言ってよい批判を『西欧精神医学背景史』（みすず書房、一九九九年）の中で展開している。また、旧ソ連・東欧における精神療法は社会主義的発展のための行動主義的心理学を基礎に発展し、やがては洗脳の技術を生むという適応促進機能の極致となるが、ベトナム戦争以後は欧米に逆流入することになった。

＊5：モシャーらは、従来の精神療法家は、面接場面の枠組には細心の注意を払うのに、その枠組を規定する社会的枠組には興味をもたないと批判している。「生活体験の連続性の中に精神的苦痛を伴うエピソードをうまく組み込む」というモシャーの言葉は、まさにオープンダイアローグの思想を先取りしたものである。

＊6：本論における「共同体」「共同性」は、ある特定の理念の下につくられた集団を指すものではない。そのような集団は宗教や二〇世紀の社会運動によって試行されてきたが、多くは「私」の放棄を参加者に強いることで崩壊した。そのような放棄を強いない新しい「共同体」のイメージは、『オープ

ンダイアローグ』(Seikkula 2008, 高木他訳:二〇一六年)に収めた「訳者あとがき」を参照(『対人支援のダイアローグ』(金剛出版、二〇二二年)に改訂再録)。
＊7:オープンダイアローグの対話実践とその思想は、多くの精神療法の基本的な部分と通じ合う。たとえば、高木俊介「神田橋條治『精神療法面接のコツ』を再読する」(原田誠一編『精神療法の技と工夫』中山書店、二〇一七年)。オープンダイアローグに関する私の論述は、前掲の『対人支援のダイアローグ』(金剛出版、二〇二二年)に収められている。
＊8:以下、霊長類の発達や進化論、比較認知行動学からの知見は、主に山極寿一『人類進化論—霊長類学からの展開』(裳華房、二〇〇八年)、明和政子『心が芽ばえるとき—コミュニケーションの誕生と進化』(NTT出版、二〇〇六年)による。
＊9:カントの「もの自体」という概念を引き継いで、ラカンは〈現実界〉〈想像界〉〈象徴界〉を区分し、不可知の「もの自体」を擁する〈現実界〉に対して人間の世界認識における〈象徴界〉、つまり言語世界の優位を確たるものとした。だが、私たちが〈世界=コスモス〉に触れる時、私たちの生物的身体とアニミズム的心性は〈現実界〉の一端を触知しているだろう。言語的世界認識が私たちの生を絡め取るのは、そのような接触の経験のずっと後のことである。その後に、そうした〈象徴界〉の生が〈世界=コスモス〉に媒介されることなく〈現実界〉に落とし込まれると、強烈な精神的危機が生じる。
＊10:幼児性欲という概念は、ヴィクトリア王朝式の性道徳と核家族化・大衆社会化によるその崩壊がもたらしたフロイトの時代の葛藤の反映だったのかもしれない。当時精神分析がいかに家父長制と

闘う時代精神を鼓舞してきたかは、M・グリーン、塚本明子訳『リヒトホーフェン姉妹―思想史のなかの女性 一八七〇―一九七〇』（みすず書房、二〇〇三年）に、フロイトによって精神分析界から追放されたオットー・グロースの活動を通して描かれている。

＊11：虐待やひきこもりなど家族を舞台とする問題は、時代とともにかえって増えており、家族を安心と安全の場と言い難くしている。だが、それは〈家族＝親密圏〉の基本的機能を否定するものではなく、他の層との軋轢の中で生じる事態であり、〈個〉や〈社会〉との関係の現代における失調の表現としてとらえられなければならない。

＊12：神話としての父親殺しは「貴種流離譚」（折口信夫）「英雄誕生神話」（オットー・ランク）の物語構造をもつ。主人公は父を知らぬうちに他の共同体へ追放され、流離の末に帰還した故郷の共同体の王を殺してその地位を継ぐ。エディプスの物語もこのような神話の一型であり、そこには他の共同体との交易によってはじめて社会の変革と進歩が生じるというもう一つのテーマが隠されている。フロイトのエディプス概念では、この「流離」という間共同体的契機が無視されている。

＊13：この認識の嚆矢はボードレールの『悪の華』の詩編にある。「おれは傷口であって短刀だ／おれは犠牲者であって死刑執行人だ／おれは自分の心臓を吸う吸血鬼／あの大いなる見捨てられた者のひとりだ」。自分を処罰するという形式での自己救済（慰撫）は、自傷という形で現代人には親しい。これとは逆に、加害性の重みに耐えかねた自己は、自己神格化というメカニズムを編みだし「救済者幻想」を抱く。対人支援というシステムの中では、これが集団的心性にまで高まって、対人支援という職業の陥穽となっている。

＊14：「関係の絶対性」という概念は、吉本隆明「反逆の理論―マチウ書試論」（『現代評論』一九五四年、現代文学社）で提出された概念で、様々の解釈がなされてきたが、ここでは見田宗介『社会学入門―人間の社会と未来』（岩波書店、二〇〇六年）での解釈に依拠している。本論は見田の社会学に多大な影響を受けている。

＊15：「関係の絶対性」の桎梏からの解放のひとつの手立てとして、少なくとも一対一の治療関係の場では「関係を遊ぶ」というやり方によって、治療関係の位相をずらすというやり方があるかもしれない（高木俊介「私の精神病院解体論」『精神医療の光と影』（日本評論社、二〇一二年）。治療関係の場におけるユーモアの感覚（遊び）は、この桎梏を緩めることで関係の場の位相を現実社会の関係からずらして自由をもたらす契機となる。前掲のモシャーらも、コミュニティメンタルヘルスのスタッフの重要な資質のひとつとしてユーモアを挙げている。

＊16：G・ベイトソンは、『精神と自然―生きた世界の認識論』（思索社、一九八二年）の中で「今なお人間の心の中に、統一を求める衝動、われわれをその一部として包み込む全自然界を聖なるものとして見ようという衝動が働いていることは確かである」と述べ、その心性に進化論的、生態学的基礎を与えようとした。

＊17：新約聖書における「奇跡」を人間関係の事蹟としてとらえたのは、笠原芳光『イエス―逆説の生涯』（春秋社、一九九九年）。私自身は、は母の臨終の際に周囲の人々の思いの結晶として共有された「奇跡」について、「母の死　認知症を抱えて逝くということ」（本書所収）と題したエッセイに描写した。

＊18：私たちの生活、人生は偶然に満ちている。〝奇跡〟は、この偶然の重なり合いの中で生じて、その幾多の偶然の結び目（萃点：南方熊楠）が新たな因果を世界に生じせしめる。九鬼周造は『偶然性の哲学』において「偶然を生きるとは「出会う」ことであり、その出会いは、「至るところに間主体性を開示することによって根源的社会性を構成する」と語って」いるという（宮野真生子・磯野真穂『急に具合が悪くなる』晶文社、二〇一九年）。磯野はその後この対談を踏まえて『他者と生きる』（集英社、二〇二二年）で偶然の問題を追及している（書評「統計的生の必然から共同的生の偶然へ」として本書所収）。対人支援もまた、多くの偶然性の重なりあいのなかで行われる。対人支援とは、人間が他者に何らかの力を及ぼすことではなく、生にとって良い偶然を、支援関係のうちに逃さず引き入れることである。「偶然の力」を関係の場の中に集めること。

＊19：上尾は、トラウマがかくも汎化し常にそれに先回りして対処しようとする現代の生のありようと、そのようなトラウマによる失調を前提として社会を駆動するようになった現代文明を「プレ・トラウマティック・オーダー」と表現する。（上尾真道「プレ・トラウマティック・オーダー」田中雅一・松嶋健編編『トラウマ研究1・トラウマを生きる』京都大学出版会、二〇一八年）

＊20：「弱さの力」（べてるの家）やリカバリー、ストレングスモデルが近年注目されるのも、それが支援者の一方的な権力作用を否定して支援関係の平等性にもとづく関係をめざしているからである。当事者研究を障害当事者全般に広く実践する熊谷晋一郎は、「予測不能な自分と他者のこころの動きに対してちゃんとおののきを抱き、そのおののきを否認して特定の療法を使って強権的に他者を押さえつけてしま」わず、「どこかで完成してしまうことも終わることもできない対人援助職もまた、一人の

当事者」であり、「であるからこそ支援者と被支援者はともに当事者として一緒に研究し考えるほかないのだ」と言う。当事者研究についてのもっとも透徹した見解というべきであろう。（村瀬嘉代子・熊谷晋一郎：対談「本当に必要とされる心理職」の条件、『臨床心理学』一七巻一号、金剛出版、二〇一七年）

＊21：支援者もまた「トラウマの時代」を生きる人間として、錯綜する支援－被支援者関係の中で傷を負い続ける。これに対する支援者支援ということが現代の対人支援では必須のものであり、その考え方にトラウマ・インフォームド・ケアやダイアローグの方法を積極的に取り入れる必要があることを、私は「トラウマの時代の対人支援とオープンダイアローグ」（『対人支援のダイアローグ』（金剛出版、二〇二二年）所収）で述べた。他に飛鳥井望他『複雑性PTSDとは何か―四人の精神科医の座談会とエッセイ』（金剛出版、二〇二二年）を参照。

＊22：あらゆるすぐれた精神療法家が個々の方法にこだわらずそれらを統合し、最終的にはヒトの「いのち」との交歓にいたる。たとえば、村瀬前掲書、村澤真保呂・村澤和多里『中井久夫との対話―生命、こころ、世界』（河出書房新社、二〇一八年）、神田橋條治『「現場からの治療論」という物語』（岩崎学術出版社、二〇〇六年）など。

＊23：トラウマとなった出来事は過去に属していても、PTSDの治療では「今、ここ」での身体性と人間関係の回復を重視する。ベッセル・ヴァン・デア・コーク、柴田裕之訳『身体はトラウマを記録する―脳・心・体のつながりと回復のための手法』（紀伊國屋書店、二〇一六）は、あらゆるタイプの精神療法からヨーガ、音楽療法などさまざまな心身へのアプローチを統合したPTSD治療が探求

されている。

〔文献〕

（1）Mosher, L.R, Burti, L: Community Mental Health: Principles and Practice. John Wiley Chichester, 1989.（公衆衛生精神保健研究会訳『コミュニティメンタルヘルス─新しい地域精神保健活動の理論と実際』中央法規出版、一九九二年、二〇〇三年：復刻版）

（2）Seikkula J, Trimble D: Healing Elements of Therapeutic Conversation: Dialogue as an Embodiment of Love. *FAMILY PROCESS* 44(4): 461-75, 2006（斎藤環／著・編訳『オープンダイアローグとは何か』医学書院、二〇一五年）

（3）Seikkula J, Arnkil T.E: Dialogical Meetings in Social Networks. Karnac Books Ltd, 2006（高木俊介・岡田愛訳『オープンダイアローグ』日本評論社、二〇一六年）

（4）高木俊介『ACT－Kの挑戦─ACTがひらく精神医療・福祉の未来』批評社、二〇〇八年

（5）高木俊介「地域精神医療・チーム精神医療時代の精神療法を求めて」『臨床精神医学』三九巻一二号、一五九五─九九頁、二〇一〇年

（6）高木俊介「ダイアローグ、そして、まだ見ぬ実践のためのノオト」『現代思想』四四巻七号、青土社、二〇一六年

# あとがき

おお、やつらは、どいつも、こいつも、まよなかの街よりくらい、やつらをのせたこの氷塊が、たちまち、さけびもなくわれ、深潭のうへをしづかに辷りはじめるのを、すこしも気づかずにゐた。

金子光晴『おっとせい』より

すこしも気づかずにいる。時代の危機を。社会の危機を。人間の危機を。人々は、よるべない不安を権威と国家にすがりついてやりすごし、自分たちと違う者を、自分らに反対する者を、この危機に気づき警鐘を鳴らそうとする者を、異端として排除する。

愚かな大衆、という話ではない。『大衆の叛逆』というオルテガの前世紀はじめの著作は、大衆社会の愚かさを描いた書物のように誤解されている。しかし、オルテガがほんとうに言いたかったことは、知識人、科学者、専門家、そしてそれらを組織して理性的な国家運営を行うべき政治家、官僚たちが、精神の貴族性を放擲して衆愚と化してしまったという、二〇世紀初頭の世界への批判である。オルテガの批判は、世紀を越えて、戦争と全体主義が回帰するこの新しい時代にこそふさわしい。

コロナ・パンデミックは、世界中で、専門家を自称・他称する者たちが、それぞれに自分たちの専門性こそが正しいと、その正しさの検証を専門家間で行うことなく、大衆に直接に主張しあっている。ある者は専門の狭い窓からすべてを理解していると大衆を脅して言いなりにさせ、ある者は自ら理解していないことを理解しないまま「啓蒙」に奔走し、ある者は自らの見解を隠し通して大勢にまぎれて過ごしている。専門家集団が麻痺し機能しなくなっているのだ。私たちは、同じことを、一〇年前、原発事故で経験してきたはずだ。

広大無辺な自然の一部を切り取り、実験室に持ち込んで「自然を苛む」（F・ベーコン）ようにして得る「真理」によって、世界は理解できる。このような近代自然科学の思想と実践は、中世の魔術的世界の中から近代を沸騰させ、現代社会に人類未曾有の発展をもたらした。だが、もともと自然の一部から搾り取った科学的「真理」をいくら寄せ集めても、社会と人間の全体は再構成できない。

科学の驚異的な進歩発展によって、私たちの社会は制御できないまでに膨んだ。科学と技術の結合が可能にした現代のグローバリゼーションは、その時間と空間の極度の短縮によって、みずからの母胎である科学自体の視界をはるかに越えるところまで行ってしまった。原子力の解放はそのさきがけであった。原子力も、気象も、経済も、そして現代科学の粋を集めた戦争も、そして今、パンデミックとその影響を被った世界経済も、通常科学では把握できない規模と複雑性、偶然性をもっている。

それらにもまして、人間の精神こそは、脳の生物学的機能に還元しようとすればするほど、それをはみだすものをそのつど生み出してしまう、複雑性に満ちた〈巨大な微小世界〉である。医学は、通常科学だけによっては理解しえないそのような現実の上に成り立っている。精神医学は、なおさらである。さらに、医療は、人間それぞれの実存的生と、その複雑な関係性からなる社会という、医学という知に包み込み得ないところにある実践だ。

現代という時代の危機は、自らの膨張によって暴走する社会を制御する思想と実践を、この社会がいまだに持てていないことである。私たちは、全体を見透すには微力すぎる科学に縛られ、私たちの社会はそれに歪められている。それに抵抗しながら切り拓いていくべき思想と実践は、私たちが現に生きている複雑性と関係性、そして偶然性に対して開かれたものとなるはずだ。

今回も本の装幀は、世界の現代アートの先端で活躍する井上廣子さんにお願いした。彼女の作品は、危機の時代の深淵に手をつき、そこから未来へ反跳する。
京都新聞福祉コラム『暖流』には、震災直後からもう一〇年、市井の人々に対して折々の私の意見を発する場をいただいている。さらに、自由な発言の場を与えてくれている『統合失調症のひろば』、専門誌であるにもかかわらず大風呂敷を広げることを許してくれる『精神療法』誌など、多くの媒体に感謝。
そして、この本に「刊行に寄せて」を書いてくれた畏友・横田 泉、彼の文章のおかげで、あまり語らずにきた私の臨床現場の一端を理解してもらえるのではないか。彼と同じ時代を共有して生きてきたことを、ありがたいと思う。

本書で差し出すことができたのは、批判に終わりがちな未熟な思想と、今の精神医療をとりまく現実の中では十分になしえず、これまでと同じ過ちも抱えたままの実践にすぎない。だが、思想は緻密に、批判的に、実践は大らかに、楽天的に、それが今の私の到達点である。

二〇二二年八月一五日

高木俊介

## ●初出一覧（刊行にあたって、それぞれに加筆・修正を行っている）

第1部　精神医学の思想

◆抗精神病薬の神話2022『統合失調症のひろば』一〜二号、二〇一三年

◆抗精神病薬の神話2022　補論1「抗精神病薬の副作用—アカシジア、遅発性アカシジア」『メンタルクリニックでの主要な精神疾患への対応　3』（外来精神科診療シリーズ）中山書店、二〇一六年

◆抗精神病薬の神話2022　補論2『メンタルクリニックでの薬物療法・身体療法の進め方』（外来精神科診療シリーズ）中山書店、二〇一五年

◆精神医療と暴力『統合失調症のひろば』六号、二〇一五年

◆ノーベル賞学者、ジョン・ナッシュの人生と精神病からの回復『統合失調症のひろば』第六号、二〇一五年

◆シーザーのことを魂のことに取り戻す『統合失調症のひろば』第一三号、二〇一九年

◆書評　干潟の生き物たちと中井久夫『統合失調症をたどる』『精神療法』四二巻五号、二〇一六年

◆書評　レインの再評価『R・D・レインと反精神医学の道』『精神療法』四二巻五号、二〇一六年

## 第2部　こころ・からだ・社会の対話

◆万国ケア博覧会のすすめ　二〇一六年一〇月二四日
◆パラリンピックにイマジンを　二〇一二年一〇月二日
◆ひきこもりと私たち　二〇一九年七月八日
◆不寛容やめますか、それとも…（原題：「ごみ屋敷」問題を考える）　二〇一四年一〇月一四日
◆人間、やめますか？　二〇一九年一一月二五日
◆七つ目の虹の色は　二〇一四年三月一〇日
◆コロナと対人支援　二〇二〇年七月二〇日
◆人工知能と共感能力　二〇一六年六月二七日
◆バトンをつなぐ　二〇二〇年五月一一日
◆「共生」の時代の若者たち　二〇一九年四月一六日
◆小さきものの声　二〇二二年五月三〇日
◆10年目の3・11に　二〇二一年三月一六日
◆「難民」と共に生きる国に　二〇一二年一二月一八日
◆精神のフレコンバッグ　二〇一六年一二月一九日
◆僕らが信じられる大人であること　二〇一六年八月三〇日
◆6人寄ればもんじゅに勝つ　二〇一三年四月三〇日

◆センチメンタル・ジャーニー（原題：センチメンタル・ジャニー）　二〇一四年一一月一七日
◆認知症８００万人時代に　二〇一四年九月一日
◆ある晴れた朝、突然に　二〇一五年一一月九日
◆忘るるもまた楽しからずや　二〇一九年一二月八日
◆真夜中のラーメン　二〇二一年八月九日
◆8月は死者の月　二〇一三年八月二七日
◆「殺すな！」をふたたび　二〇一五年二月二三日
◆しなやかな異議申し立て　二〇一五年七月二一日
◆戦争を知らない子孫（こまご）たち　二〇一四年七月二八日
◆戦争は卑劣な情報戦　二〇二三年三月二一日
◆護憲、古いと言われても　二〇一八年四月一六日
◆新緑の季節に憲法を　二〇一四年五月一九日
◆戌（犬）にもつらい、戦争　二〇一八年一月二九日
◆京都国際写真祭（ＫＹＯＴＯＧＲＡＰＨＩＥ）によせる　二〇二〇年一二月一五日
◆さざめく光の中に――鎮魂３・11　二〇一三年三月一九日
◆もうビートルズは教えてくれない　二〇一三年一二月一七日
◆科学少年のギターと天文台　二〇二〇年二月二四日

◆表現の自由と寛容の精神　二〇一九年九月一六日
◆フラジャイル、こわれもの　二〇二一年一二月二七日
◆母の死　認知症を抱えて逝くということ『統合失調症のひろば』五号、二〇一五年
◆書評　統計的生の必然から共同的生の偶然へ『他者と生きる』『Bricolage　2022』（初夏号）

第3部　彼方の実践へ
◆「成長」の終わりと「人格」の消滅『精神療法』増刊第九号（こころの臨床現場からの発信）、二〇二二年
◆統合失調症の約束の地、治療課題としての「治療の終焉」『治療の聲』一四巻一号、二〇一三年
◆アウトリーチ、日々是好日『ACT全国ネットワーク・ニューズレター』二〇二〇年
◆二一世紀の力動精神療法試論『精神療法』四九巻四号、二〇一九年

高木俊介（たかぎ・しゅんすけ）

1957年　広島県因島で生まれ、鳥取（幼児期）、岡山（学童期）で育つ。

1983年　京都大学医学部卒業。京都大学医学部附属病院精神科評議会で研修後、大阪の私立精神病院と京都大学医学部附属病院精神科に勤務。臨床を行いつつ、統合失調症の精神病理を研究。日本精神神経学会で精神分裂病の病名変更事業にかかわり「統合失調症」の名称を発案し、2002年に正式決定された。

2004年　たかぎクリニックを開設し、包括型地域生活支援プログラム（ACT）を行う。

主　著　『ACT-Kの挑戦』（批評社、2008年）『こころの医療宅配便』（文藝春秋、2010年）『精神医療の光と影』（日本評論社、2012年）『オープンダイアローグ』（共訳、日本評論社、2016年）『対人支援のダイアローグ』（金剛出版、2022年）

●カバー写真

井上廣子（いのうえ・ひろこ）

1992年　テキスタイル・アーティストとして出発

1995年　阪神・淡路大震災後、人間の心や社会的問題をテーマに作品を制作。〈Inside-Out〉（ヒルサイドフォーラム：東京, 2008）〈イノセンス〉（栃木県立美術館：宇都宮, 2010）〈Mori〉（MAK-Museum：ウィーン, 2016）〈Silver-Iining〉（Gallery-Bernau：ベルリン, 2018）〈Mizu〉（Kunst-palast：ドュッセルドルフ, 2022）など。
国内外で個展、グループ展を多数行っている。



危機《きき》の時代《じだい》の精神医療《せいしんいりょう》——変革《へんかく》の思想《しそう》と実践《じっせん》

2022年9月30日　第1版第1刷発行

著　者——高木俊介

発行所——株式会社 日本評論社

〒170-8474 東京都豊島区南大塚3-12-4

電話 03-3987-8621（販売） -8598（編集） 振替 00100-3-16

印刷所——港北メディアサービス株式会社

製本所——株式会社難波製本

装　幀——駒井佑二





ISBN 978-4-535-98525-4 Printed in Japan